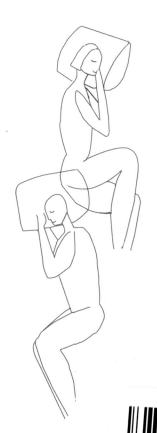

# 深睡眠

[英] 查里斯·艾德茨考斯基 / 著

李永灿 / 译

U0348808

 北方文艺出版社

黑版贸审字　08-2007-086号

原书名：LEARN TO SLEEP WELL

All Rights Reserved

Copyright © Duncan Baird Publishers Ltd 2000

Text Copyright © Chris Idzikowsky 2000

Commissioned Artwork Copyright © Duncan Baird Publishers Ltd 2000

**图书在版编目（CIP）数据**

深睡眠/（英）艾德茨考斯基 著；李永灿译. —哈尔滨：
北方文艺出版社，2009.3（2021.8重印）
　ISBN 978-7-5317-2371-4

Ⅰ.深… Ⅱ.①艾…②李… Ⅲ. 失眠−防治
Ⅳ.R749.7

中国版本图书馆CIP数据核字（2008）第210803号

**深睡眠**
SHENSHUIMIAN

作　者 / [英] 查里斯·艾德茨考斯基
译　者 / 李永灿

责任编辑 / 李正刚　　　　　　　　封面设计 / 烟　雨

出版发行 / 北方文艺出版社　　　　邮　编 / 150008
发行电话 /（0451）86825533　　　经　销 / 新华书店
地　址 / 哈尔滨市南岗区宣庆小区1号楼　　网　址 / www.bfwy.com

印　刷 / 和谐彩艺印刷科技（北京）有限公司　　开　本 / 710mm×1000mm　1/16
字　数 / 160千　　　　　　　　　　印　张 / 9.5
版　次 / 2009年3月第1版　　　　　印　次 / 2021年8月第3次

书　号 / ISBN 978-7-5317-2371-4　　定　价 / 59.00元

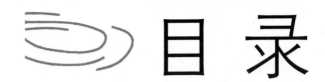

# 目 录

编辑的话:**补什么不如补睡眠**／1

　　深睡眠质量评估表／3

**一、什么是深睡眠**／5

　　睡眠简史／6

　　什么是睡眠／8

　　为什么要睡眠／10

　　自然界何时睡眠／12

　　睡眠时间／14

　　各种年龄层次的睡眠／16

　　睡眠记录／18

　　练习1:记录你的睡眠反应／19

**二、深睡眠需要什么睡眠模式**／21

　　四季的睡眠／22

　　人体生物钟／24

　　认识睡眠控制／26

　　睡眠节律／28

　　时间旅程／30

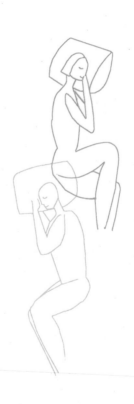

练习2：找出你的90分钟周期／31

迈过这个门槛／32

睡眠深处／34

夜间的波动／36

睡眠的自我补偿／38

评估你的睡眠质量／40


三、深睡眠的睡眠环境／43

冷热无常／44

安宁的环境／46

舒适的床／48

睡眠规律／53

练习3：触摸的魔力／54

与孩子同睡／55

光线与颜色／60

练习4：找出你的调色板／61


四、深睡眠的身体疗法／63

促进睡眠的营养／64

抓住偷走睡眠的贼／69

睡眠所需的健康／74

练习5：睡前舒展运动／75

印度的睡眠良方／78

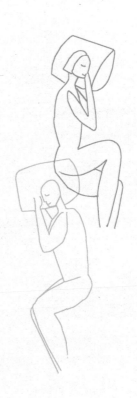

练习6：呼出压力/79

中国传统疗法/ 80

练习7：睡眠的指压按摩/83

沐浴催眠/ 84

练习8：平静吸气/85

爱抚的力量/ 86

练习9：按摩解除紧张/87

草药和芳香疗法/ 88

五、**深睡眠的心理疗法**/ 93

驱除烦恼/ 94

练习10：和平鸟/95

释放怒火/ 98

练习11：释放怒火/99

冥思的力量/ 100

练习12：烛焰的冥思/101

宇宙模式/ 104

练习13：创造你自己的睡眠曼陀罗/105

睡眠幻术/ 106

暗示的魔力/ 108

练习14：引诱自己入睡/109

声音促眠/ 110

常规与仪式/ 113

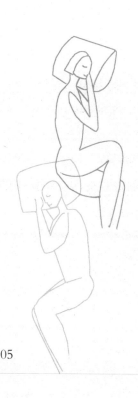

梦的实质／115

练习15：如何回忆梦境／119


六、**克服睡眠障碍**／121

失眠的概念及应对方法／122

夜间马拉松／126

深度睡眠的恐惧／128

做梦期睡眠的恐惧／130

练习16：讲出噩梦来／131

睡眠麻痹和嗜睡发作／132

与时间不一致／134

练习17：校准你的生物钟／135

跨越时区／136

练习18：对付时差／137

轮班工作／138

对付打鼾和睡眠中呼吸暂停症／140

练习19：告别打鼾／143

如果问题出在伴侣身上／144

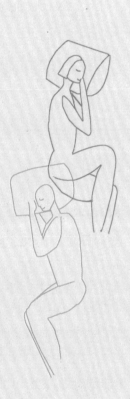

# 编辑的话：补什么不如补睡眠

人的睡眠是有节律的，深睡眠和浅睡眠交替反复进行，直到清醒。深睡眠，是人睡得最香最熟的阶段。研究表明，在深睡眠期，人的大脑皮层细胞处于充分休息状态，各种生命活动降低到最低程度，脑垂体生长激素的分泌和释放达到高峰，这对稳定情绪、平衡心态、恢复精力极为重要。具体来讲，深睡眠的好处有：

1.消除疲劳：白天消耗的能量、体力得以恢复，疲劳得以消除，并把能量储存起来供来日需要，使第二天神清气爽、精力旺盛。

2.免疫抗病：实验证明，在深睡眠期可以产生许多抗体，增强抗病能力，还能促进机体各组织器官的自我康复能力。

3.促进生长：生长激素70%左右是在深睡眠中发生，小孩可以促进生长发育，成人可以分解脂肪。

4.增强记忆：记忆主要在深睡眠中整理、筛选与合成。睡眠不好，学生容易记不住学过的知识，成人、老人则反应迟钝、健忘。

5.加快新陈代谢：深睡眠可以促进人体营养的吸收、蛋白质的合成，以及代谢产物的排泄。

6.永葆青春："美丽女人睡出来"讲的就是深睡眠中人的面部血液循环是正常单位时间的1~2.5倍；脱落的上皮细胞也是正常单位时间的1~2.5倍。

7.分泌长寿因子：睡眠是最好的滋补品。睡眠质量愈好，深睡眠时间愈长，相对寿命延长。

专家认为，人刚开始入睡的 90 分钟为深睡眠状态，其后出现浅睡眠，大约在 20 分钟后，又恢复到深睡眠状态，此后，以 90 分钟为周期，交替出现深浅睡眠现象，一个晚上要出现 4~5 次周期。刚开始入睡的 3 个小时十分重要，在这段时间内，深睡眠占了差不多 90%。

优质睡眠的标志是深睡眠。隔天起床后的精神状态是初步衡量睡眠是否足够的标准，睡眠品质才是影响你所需睡眠时间的关键。而睡眠品质的高低取决于你是否能尽快进入"深睡眠"状态，以及是否能拥有长时间的深睡眠。如果做得到，你的睡眠总量就可能并不需要那么长的时间就达到"够"的标准。当我们处在深睡眠时，脑波的活动频率降低，是大脑真正获得充足休息的阶段。要是睡觉时不断被各种因素干扰，就会始终无法进入深睡眠状态，或者深睡眠的时间太短，大脑得不到足够的休息，即使睡了很长时间还会觉得精神不济、浑身酸痛。

补什么不如补睡眠。为使你拥有高质量的深睡眠，本书从深睡眠的环境、深睡眠的身体疗法、深睡眠的心理疗法等方面，介绍了 40 种行之有效的克服失眠、重获深睡眠的方法，7 天帮你改善睡眠，助你摆脱失眠困扰，轻松拥有充实快乐的生活和健康长寿的人生。

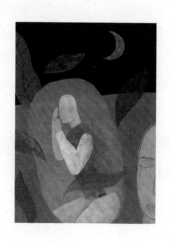

# 深睡眠质量评估表

本量表由中国睡眠研究会根据WHO（世界卫生组织）有关标准要求制定。用于记录你对自己睡眠质量（深睡眠）情况的自我评估，总分小于4分，则睡眠质量尚可；总分在4~6分，则睡眠质量较差。总分在6分以上，则睡眠质量很差，严重影响身心健康。

入睡时间（关灯到睡着时间）：

0分：马上入睡

1分：年轻人超过30分钟以上不能入睡

2分：到半夜12点以后才能入睡

3分：老年人超过40分钟不能入睡

夜间苏醒：

0分：睡眠深，中途不易惊醒

1分：醒后又入睡不超过5分钟

2分：夜里醒来时间超过5分钟以上

3分：夜里醒来时间超过40分钟以上

早醒：

0分：不早醒

1分：比平时早醒30~60分钟

2分：比平时早醒1~2小时

3分：后半夜基本醒着

睡眠深度：

0分：睡着沉，不易唤醒

1分：睡着，但易惊醒

2分：感觉整夜都在做梦，对外面的动静很敏感

3分：基本没睡着，像没睡似的

梦境情况：

0分：被唤醒时没有做梦，感觉做过，但想不起来

1分：被唤醒时在做梦，内容很清楚

白天情绪：

0分：情绪正常、稳定

1分：情绪不稳定，急躁，易怒

2分：情绪低落

白天身体状况：

0分：神清，精力充沛

1分：无精打采，反应下降

2分：记忆力下降、健忘

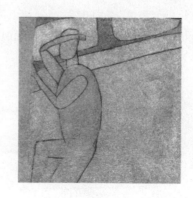

气色（脸色）：

0分：脸色红润有光泽

1分：脸色苍白或晦暗或憔悴

2分：眼睑松弛，皱纹增加

# 一、什么是深睡眠

我们一生中大约1/3的时间用于睡眠。这个时间比我们照看孩子、与朋友交往，甚至比我们工作的时间还要长。想想我们花了多少精力用在孩子、朋友和工作上，而又花了多少时间考虑改善睡眠。我们不把睡眠当回事——我们把它看作恢复活力的过程，这个过程会自然而然地"发生"。

我们出生时，睡眠不费吹灰之力：婴儿需要睡眠时，两眼一闭就进了梦乡。但成人后，人们教育我们要按社会习俗调整睡眠习惯。这种后期行为取代了我们自然入睡的能力。

然而，改善睡眠之前，我们需要理解睡眠。在这一章里，我们来探讨什么是睡眠，为什么需要睡眠及如何入睡。我们将从各个方面探讨睡眠——从动物（甚至植物）的睡眠周期到世界各地人们的睡眠方式。

# 睡眠简史

所有生物都需要睡眠。有些生物,如:人、昆虫、植物、微生物和许多动物,休息和活动的周期较短;而另一些生物,如:冬眠类动物,休息和活动的周期较长。然而,尽管睡眠有许多共性,且自古以来就是人们兴趣颇深的一个领域,而睡眠研究却只是处于初始阶段。

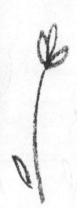

古希腊人所说的许普诺斯是一位充满神秘色彩的睡眠之神。据说他居住在黑暗的洞穴里,是死神的兄弟,夜神的儿子。与黑暗的这种联系说明古希腊人对睡眠的误解,他们误以为睡眠是一种剥夺大脑意志的状态。很久以后,医生和哲学家试图更为科学地解释这种状态。其中一种较为持久的说法是由亚里士多德(公元前384~前322)提出的。他认为食物在胃里分解时释放出各种热气,气体充满大脑形成睡眠。

十五六世纪以前,亚里士多德的气蒸之说和另一种充血之说十分盛行。直到十五六世纪,科学家发现这种说法在生理上是站不住脚的。睡眠领域的研究似乎没了头绪。18世纪时充血之说再次盛行,人们认为血液冲上头部,对大脑构成压力,造成大脑暂时关闭。

随后又出现了一些未经事实检验的理论。终于在1929年德国精神病学家汉斯·勃格发明了EEG——脑电图仪。勃格称,只要将电极置于受试的脑部,记录下他们大脑的电波活动,即可测量出不同状态下的大脑活动情况。

有了EEG后,20世纪50年代美国心理学家纳撒尼尔·克雷特曼和他的学生尤金·阿塞瑞斯基在睡眠领域的研究中取得了重大进展。通过观察婴儿的

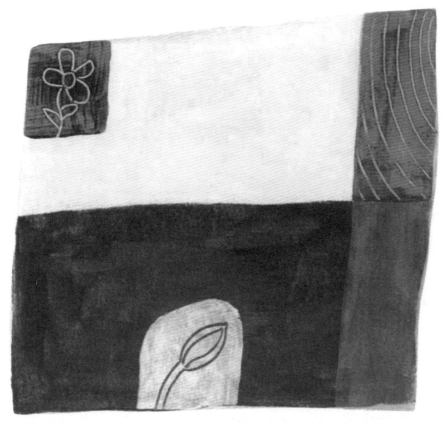

睡眠，他们注意到婴儿的眼球在合着的眼皮下面出现了若干次持续时间较短的频繁移动，而每次短时间的眼球移动都有与EEG仪显示的一定的大脑活动规律相符。由此揭开了REM（眼球快速移动）时的睡眠之谜。随之进行的实验及EEG仪所显示的数据表明还存在着另外4种特征明显的睡眠阶段（见第16~17页）。最重要的是，科学家认识到睡眠中的大脑并不像过去几百年来人们所设想的那样，处于被动或不活跃的状态，相反，大脑选择睡眠作为健康的必要保证。

50年前，人们才第一次对睡眠有了正确的认识。

## 什么是睡眠

睡眠远不止是休息这么简单。我们都要睡眠，也都从各自的体验中了解到每个人睡眠的性质、深度、紧张程度和精力恢复程度迥然。不过，我们如何定义这样一种复杂的状态呢？

我们可以先从观察中得出睡眠的特点。在某人睡眠时仔细观察，也许他们正一动不动地躺着，周围既安静又舒适。他们的呼吸又轻又均匀，他们也可能不时地翻身。我们可能看得到他们的眼球在眼皮下移动，表明他们正在做梦。睡眠中的人很可能对周围发生的一切毫无反应——虽然我们同他们说话，他们可能给出一些语无伦次的回答。如果我们给他们一个足够强的刺激物，比如他们孩子的哭叫或闹钟的铃声，他们会马上醒过来，虽然他们可能还需要一小会儿工夫才能彻底清醒过来。

有了关于睡眠特点的这些认识后，我们来看一下科学家是如何定义睡眠的。他们的定义与我们的观察类似。比如，有的科学家将睡眠与清醒做了对比，认为他们是事物的两个对立面。如果说清醒是指我们完全自觉的时间——当我们可以自愿地做一些事，比如，吃、喝、思考和工作——那么，睡眠正好是对立面。正如我们所观察到的一样，处于睡眠状态时，我们的身体一般是不活跃的，除了个别无意识的动作，如抓痒。大脑的特殊机制抑制了感官传来的各种信息流，与此同时，大脑的其他信号系统处于放松状态，甚至使身体的许多主要肌肉处于瘫痪状态。虽然我们在睡眠中思维仍是活跃的——我们有思想并在睡梦中看到许多形象——但我们的大脑加

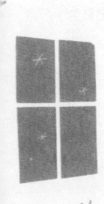

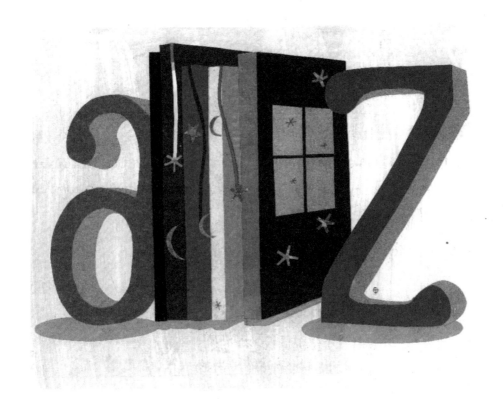

工过程缺乏清醒时所具有的结构和逻辑。

　　定义睡眠的最后一个方法是将睡眠分成几个生理阶段。一般来说，我们晚上睡6~9小时，经历4~5个独立的周期，每个周期持续约90分钟。周期与周期之间有短暂的清醒期，不过我们记不住这些清醒期。更复杂的是，每个睡眠周期又分5个阶段（如克雷特曼的学生迪蒙特所描述的那样）：瞌睡、轻度睡眠、两个阶段的深度睡眠和REM睡眠。一个健康的成年人的睡眠由25%的深度睡眠、50%的轻度睡眠和25%的REM睡眠组成。

# 为什么要睡眠

除非睡眠会提供给我们明显的生理与心理上的好处，否则进化——自然界对生物用进废退的决定——不会要求我们将一生约1/3的时间用于睡眠。在我们讨论如何改善睡眠之前，有必要弄清楚我们究竟为什么要睡眠。

我们知道睡眠时大多数的感官刺激都被拒之体外，肌肉处于完全放松状态——有些甚至处于暂时瘫痪状态。可能会有人说，睡眠的目的是强迫自己休息。然而，将睡眠简单地看作是节省能量的手段是错误的。睡眠期间节省的能量微不足道：体重约91千克的人睡眠时以每小时80卡路里的速度消耗能量。同样的人在静坐时消耗的能量是每小时95卡路里——因此8小时的睡眠所节省的能量（与清醒时8小时的休息相比）只大约相当于1杯低脂牛奶！

有些科学家持有类似的看法，他们认为深度睡眠对于解除白日劳累至关重要，做梦可以恢复大脑的工作效率。我们来看一下人们是怎样得出这样的结论的——新陈代谢快的动物用于睡眠的时间要比代谢慢的动物多，这个结论无疑是这一观点的延伸。也就是说，我们通过睡眠强迫身体和大脑停止工作，进行内部维修——由此防止我们能量消耗过度。

然而，越来越多的证据表明，深度睡眠对身体的修复并不比轻度睡眠或清醒时休息更多，而且，大脑的大部分功能在做梦时和清醒时是一样的活跃。（事实上，许多

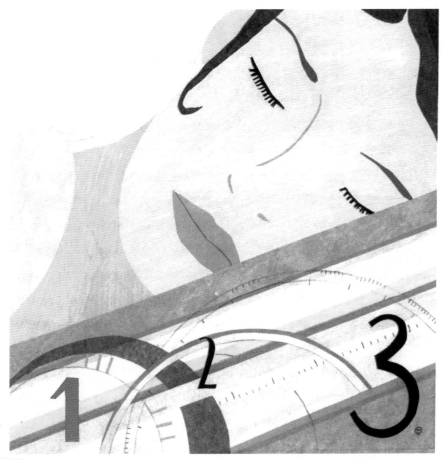

心理学家认为，大脑在睡眠时——当我们进入做梦阶段时——的活动对人们的情感和精神健康十分重要。）

那么，到此为止，我们了解到什么呢？我们仍不清楚睡眠是什么时候进化来的，怎样进化的，也不清楚它只进化了一个功能还是若干功能。但有一件事是明白的：睡眠对生存至关重要——微生物、植物、动物和人类都有睡眠，再说，如果睡眠不是那么重要的话，自然界的进化过程早在几千年前就将这一功能从一种或所有这些生物中淘汰了。

## 自然界何时睡眠

现在我们已经知道很难给睡眠下个定义，而且导致睡眠的原因也令人费解——即使专家也是如此。也许，我们应该回过头来，先找一下有关睡眠的关键因素，或许能由此找出改善睡眠的基础。

显然，第一步是对我们的周围世界进行观察——从自然界开始。比如，一朵雏菊每日的开合周期。它随着黎明绽放，又跟着日落收拢。它的营养物（通过一种叫作光合作用的过程，这一过程将太阳光转化为植物的"食物"——氧气和糖）是由每日的日出日落决定的。我们可以这样说，雏菊（当然还有成千上万其他花卉和植物）在白天"工作"（光合作用），夜里"休息"——这种规律看来与我们相似。拿人类的行为同人类生活的自然周期做个直

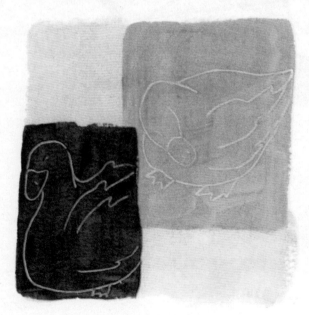

接比较（见第24~25页），我们可以得出结论说，意识到地球的昼夜更替，对我们的睡眠质量十分重要。

除观察植物外，科学家们发现研究动物的睡眠行为很有启发意义。许多专家认为，不同的哺乳动物（恒温动物）睡眠时间不同这一事实是睡眠的关键因素之一。例如，棕色蝙

蝠每天只活动4个小时。同样，北美负鼠每天睡18个小时。与这类动物相反，反刍动物，如奶牛、马，每24小时里只睡3~4个小时。

对动物的观察同时告诉我们，睡眠有着固定的姿势——甚至连甲壳纲动物在休息时也采取特定的身体姿势，肌肉活动改变。

通过对自然界的观察，我们发现了三个影响人类睡眠的因素：昼夜的自然周期、新陈代谢和睡眠姿势——对人类意味着睡眠的环境和睡眠位置。

## 由小生物得到的启发

瑞士睡眠研究员艾瑞安·托布勒一生都在研究动物有无睡眠以及如何控制睡眠。在她的许多不同寻常的发现中，有一项是关于蟑螂和金鱼的睡眠。但我们怎样知道它们是否睡眠呢？托布勒采取的方法是让金鱼和蟑螂不停地活动，以此中断它们正常的睡眠周期——然后(当她停止干扰它们后)她进行观察。她发现，剥夺睡眠后，蟑螂和金鱼静止的时间比往常要长——暗示缺乏睡眠使它们的休息时间延长。托布勒的发现有着很重要的意义，睡眠研究专家们得出了这样的结论：所有的动物——不只是哺乳动物——都需要睡眠。

# 睡眠时间

有关睡眠的问题中，人们最常问的是："正常"睡眠时间是多少？要是这么简单就好了！在改善睡眠之前，我们必须搞清楚睡眠机制的另一个重要的原则问题：所需的睡眠时间因人而异。睡眠时间部分决定于我们受抚养的方式，部分取决于我们的生理构成。不仅如此，这个不好回答的问题还忽略了另一个重要因素——我们不应简单地问，需要多少睡眠时间，还应问什么时间睡眠比较合适？

午睡——中午的小憩，通常是在一天中最热的时候——在许多地中海地区和热带地区十分盛行。有些人会想这是一种奢侈的行为，午睡的人受益于"额外的"睡眠。事实上，人们的睡眠是平衡的。在盛行午睡的工区，人们夜里通常比不午睡工区的人睡得晚。总的来说，午睡的人也是每天约8小时睡眠（和我们大多数人一样），他们将睡眠分成时间不等的两次（第一次，2~3小时的短暂睡眠；第二次，5~6小时的较长的睡眠）。

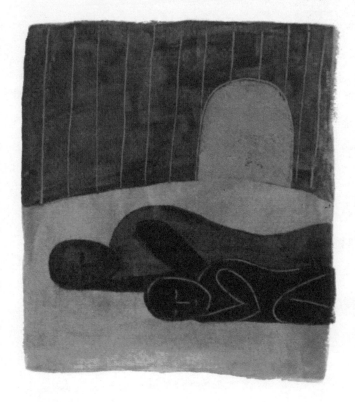

历史上，北美印第安人认为"白天睡眠的人是懒汉"，不过所有的西方人的睡眠方式在实行9:00~17:00工作日之前，就可能早已将一天的睡眠分成几次。一些研究表明，中世纪人的睡眠通常分为3次——中午的午睡，傍晚的小憩和黎明之前的一次长的睡眠。

但是这种将睡眠分为几个小的睡眠的方式与一次漫长的睡眠相比，好在哪里呢？当然，大多数研究表明，我们的生理结构不适合一次睡眠，白天的一次小憩和夜里的一次较长的睡眠方式正是自然为我们安排的睡眠方式。事实上，"多阶段"睡眠（24小时内不止一次的睡眠）在动物界中，是最常见的睡眠方式，而"一次性"睡眠（只有一次睡眠）则要少得多。

## 评估你的睡眠时段

需要多少睡眠没有定论——我们必须听从身体的需要。社会倾向于要求我们采取"一次性"睡眠方式——每24小时里只有一次睡眠，通常发生于夜间。如果你的睡眠时间看起来较短（比如约4~5小时），不要为此担心——有些人天生只需几个小时的睡眠。同样，每天睡9个小时以上很少见，但只要社会因素（如工作、上学）不受影响，就不必担忧。如果你对下列问题的回答是肯定的，那么你的睡眠时间正好合适。

- 你入睡快吗（20分钟以内）？
- 你一觉睡到头吗？
- 你早上醒来很清醒吗？

## 各种年龄层次的睡眠

✳

**我**们的睡眠方式一生中会有所变化。一般来说，老年人睡眠时间少一些。明白了睡眠变化的规律、时间和原因，我们就能将睡眠时间的正常减少与睡眠问题区别开来。

刚出生时，我们每天断断续续睡18个小时，只是在进奶时才醒一会儿。3~4岁时，我们睡12个小时左右。在这个年龄段，我们生长迅速，睡眠大部分是"深度"睡眠（这是一种十分科学的睡眠阶段，并不是口头上所说的那种健康的、恢复性的睡眠。见第34~35页），这种深度睡眠主要发生在前半夜。

到了青春期，我们可能会猜测原有的睡眠方式会被正在发生的身体变化所中断。事实上，12~18岁之间，我们的睡眠方式（包括所经历的睡眠阶段——从轻度睡眠到深度睡眠到做梦等）变化很小。真正变化的是我们对自己的社会和性别地位的意识。这种日益增长的意识会干扰我们的睡眠，进入我们的梦里，使我们在梦中悲伤、焦虑或充满情欲。青春期的睡眠同时受到同龄人和学校的压力——尤其是在学习的1周时间里——导致在学校里熬夜，周末狂睡！

成年早期，从18~30岁，随着生活方式的改变，我们的睡眠又处在新的压力下。此时的睡眠规律已基本确立，一般情况下也能得到足量的睡眠。但睡眠会受到环境改变带来的破坏性影响——新的工作压力、新的经济负担、酒量增加，与他人同享一张床（没准是个打鼾的人），婴

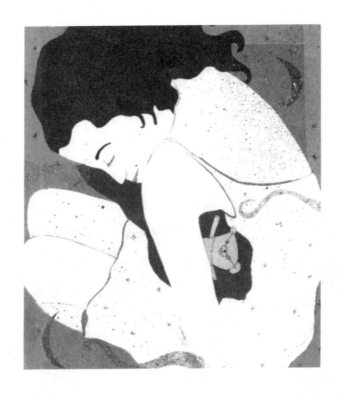

儿的出生等等。我们年长一些后，睡眠质量进一步恶化——锻炼呈减少趋势，因而体重增加，饮酒次数增多，积年累月的身心焦虑反映到梦里。老年的睡眠一般很轻，而且经常被打断。难怪到70岁时，我们开始白天打盹以弥补所损失的睡眠！

　　回顾一生中的睡眠，有一点尚不明了，那就是，究竟有多少睡眠变化是不可逆转的？到老年时深度睡眠减少，也许是不可逆转的。但这并不意味着我们的睡眠没有改善的余地了。不管处于什么年龄段，我们都应该坚持提高睡眠质量，这样就可以在醒着的时候充分享受每一分钟了。

# 睡眠记录

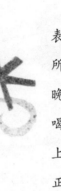

提高睡眠质量是循序渐进的一个过程，常常缓慢到感觉不到日常的变化。测试进步的一个好方法是做笔录，何不记睡眠日记呢？在你决定解决睡眠问题之前、之中和之后，你都可以凭借这个宝贵的工具评估一下在你睡眠中所发生的事。

为了帮助你开始评估，我设计了一个"睡眠表格"，将一整夜的睡眠情况做了划分（如下图所示）。它将晚9点到早9点划分为12个时间点。晚上，记下9点以前你所做的任何事，包括吃、喝及你去睡觉的时间。在你准备睡觉的那个时间上打个叉。第二天早上，判断一下你头天晚上真正入睡的那个时间，在上面涂个圆点。如果你在夜里起床，在那个时间点上画个向上的箭头，记下你所做的事（也许你喝了一杯水或上了一趟卫生间）。在你认为你睡得最糟的时间段上画个曲线。在睡得安稳的时间段上画直线。在早上半睡半醒的时间段上画虚线，并在你起床的那个时间点上画个向上的箭头。后面的练习将告诉你如何使用这个表格（只是练习的一部分）监测2周的睡眠情况。

*睡眠表格*

| 21:00 | 22:00 | 23:00 | 24:00 | 01:00 | 02:00 | 03:00 | 04:00 | 05:00 | 06:00 | 07:00 | 08:00 | 09:00 |

## 练习1：记录你的睡眠反应

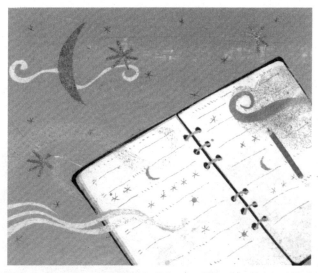

按照下列步骤，连续14天不间断地进行这项练习，其间听其自然，不要有任何改善睡眠的努力。两周的时间正好用来总结生活方式的改变是如何影响睡眠的——和朋友们一起吃夜宵，一天紧张工作之后，几天的休假，和伴侣的一次严重冲突，等等。有了一个整体印象后，按照本书建议的改善睡眠技巧练习一个月，然后重复这个实验。

*1.准备日记。拿一张纸作为样本，写上"白天"，留下几行空处以记录一天所经历的事。在空处下面画一个睡眠表格（如左页所示）。留下空处做表格的备注，然后写上数字1~10。标上1表示"非常瞌睡"，10表示"非常清醒"。将这一样本复制14份，在每一页的最上面写上这14天的天数和日期。*

*2.每晚完成日记的白天记录部分，填上表格。第二天醒来，在1~10中圈上某个数字，表明你醒来时的瞌睡或清醒程度。*

*3.两周结束时，你发现你的日常生活对睡眠质量有什么影响呢？你可以采取哪些措施抵消白天的活动对你的睡眠所产生的影响呢？*

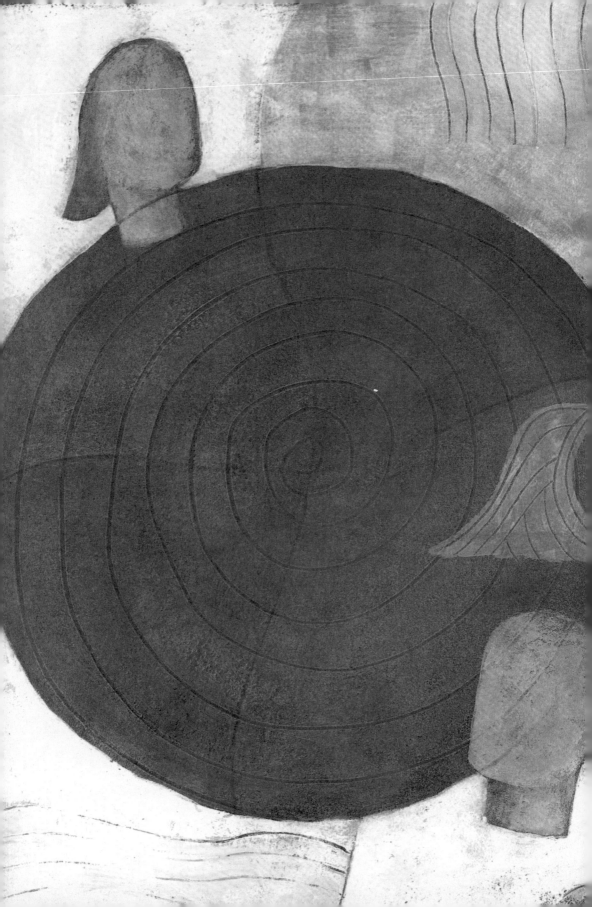

# 二、深睡眠需要什么睡眠模式

自远古时代人们就已认识到睡眠由无梦和做梦两个阶段组成。人们利用脑电波发现睡眠可细分为五个阶段，在过去的30年中，这一发现打开了睡眠研究的许多新领域。人们认识到大脑生物钟对睡眠规律，尤其是睡眠时间有着深刻的影响。人们进而发现大脑有特殊的控制中枢，这一中枢用来调节睡眠和清醒，使之交替进行。

这一章将以这一较新的理论依据开始，探讨睡眠规律，让这一知识帮助我们改善睡眠，并以自我评估结束。只有对睡眠质量、生活方式和环境做很好的分析后，才能真正开始永久地改善睡眠。

## 四季的睡眠

听起来是老生常谈，但我们的身体确实是呈周期运转的。从简单的经验就可以得知这一点——如，我们早上醒来，晚上睡觉，以一种永久不变的活动——不活动节奏在进行。然而，人们同时对一些外界的周期性规律很敏感——尤其是，季节的更替和太阳的升落。为了更好地调整我们的睡眠规律，有必要了解一下这些外界的、地球的周期运动是怎样影响着我们的睡眠。让我们先看一下季节对我们的影响。

季节的变换是一种超昼夜的节奏（一周期多于24小时）。最受这种节奏影响的动物是那些冬眠动物——它们一到冬天就开始冬眠，进入漫长的冬眠期，冬眠使它们能够在寒冷的天气里存活下来。我们虽然不是冬眠动物，但同样受到季节变换的影响。我们在夜里释放出调整睡眠的褪黑激素：光线的不足促使大脑释放出松果体激素。这意味着当冬天到来，黑夜延长时，褪黑激素增多，提醒身体季节的变换。其结果是，我们在冬天时自然而然地想多睡会儿（在夏天少睡会儿），一些研究人员认为这甚至可以用来解释为什么许多人在冬天的早晨极不情愿离开被窝！

如果存在睡眠障碍，我们可否通过人工增加褪黑激素来解决这个问题呢？在一些国家这种激素作为补充药物，是可以购买到的。在美国，褪黑激素是唯一不受美国食物药品管理局控制的激素，而且因为它可以防老化、延长生命而被广泛使用。不过，由于它是一种效力强劲的调整类激素，虽然可以影响生物钟，但是否确能提高睡眠能力尚有待证实。一句话，褪黑激素必须在职业人士的建议下使用。

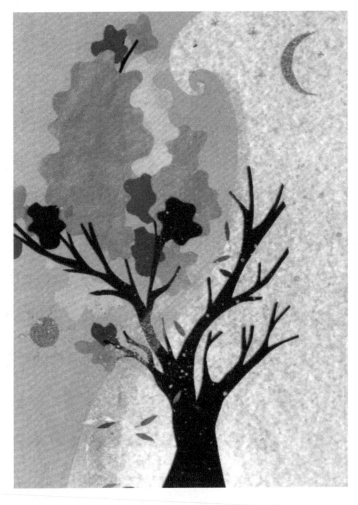

　　更多地了解一些季节对身体的影响有助于改善睡眠。试着加入自然界的运动周期——如，观察秋天叶子的变化，还有无数其他的小变化。认识到你可能会在冬天感到特别困倦，在现实的基础上，允许你的身体决定你的睡眠规律。这并不是说，在冬天你将无休止地过度睡眠——你体内有生物钟，它会部分调整你的清醒时间。关于季节和其他各种影响睡眠的周期，接下来会有详细的解释。

# 人体生物钟

为了使我们能够与太阳每日的周期保持一致，我们体内有个计时员，叫作"生物钟"。用简单的神经学词汇来说，生物钟由约10000个神经细胞组成，这些细胞位于大脑深处，靠近控制睡眠和清醒的某些主要区域。组成生物钟的细胞同样位于视神经附近，而视神经用来对眼睛所感受到的光线明暗度信息进行加工。

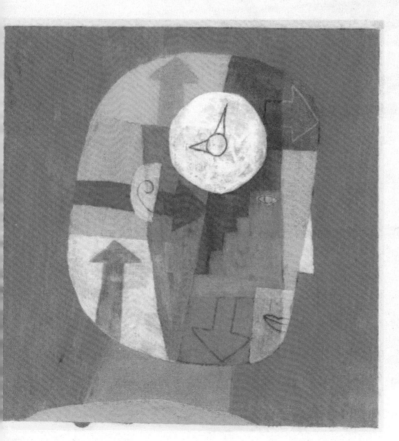

实验表明，生物钟有自身的运转规律，大约24小时一个周期（有些人的生物钟周期稍长一些，有些人则稍短一些），环境——尤其是温度和光线的变化——制约着生物钟的运转，因此我们睡眠和醒来的时间大致相同，差不了几个小时。一句话，环境决定着睡眠时间，不过作为人体内在自制的

生物钟有自身的规律，即使太阳一直不落山，或温度持续不变，我们也将继续24小时的睡眠周期。24小时的周期被称为24小时生理节奏。

但这一切对改善睡眠有什么意义呢？搞清楚我们的生物钟的运转节奏是比太阳的运转节奏（24小时一天）快还是慢非常重要。迟睡晚起的人生物钟要比24小时一天的节奏慢一些——这些人常被称作猫头鹰型。相反，早睡早起的人生物钟运转要快一些——这些人常被称作百灵鸟型。下面的表格可帮助你确定你是百灵鸟型还是猫头鹰型的人——这是你在改善睡眠时必须牢记在心的。如果你是猫头鹰型的，而你决定提前一小时睡觉以得到更多的睡眠，你可能会在那早睡的一小时里无法入睡。更为妥善的做法是在你决定采取措施改善睡眠质量时，让你的生物钟决定你的睡眠时间。

## 你是百灵鸟型的还是猫头鹰型的？

回忆一下你的睡眠倾向，你可能会猜测出你的睡眠类型，但为了判断你的猜测是否正确，不妨回答下面的问题：

你在早上6点起床是否精力充沛？

晚上9点上床，你是否能很快入睡？

到半夜才睡对你来说是否很困难？

如果你对上述问题的回答都是肯定的，那么你就是百灵鸟型的。

你是否晚上 11 点睡觉才能保证醒来时精力充沛？

你在午夜前入睡是否有困难？

凌晨 1 点上床，你是否能很快入睡？

如果你对上述问题的回答都是肯定的，那么你就是猫头鹰型的。

## 认识睡眠控制

$20$世纪人们在理解人类大脑功能上面取得了很大进展。一战期间，全球流行嗜睡性脑炎，俗称"睡眠病"。这种使人衰弱的疾病夺去了约100万人的性命，它能严重影响这种人的睡眠规律，导致这种人进入昏睡状态（直至死亡）。不过，在这一人类悲剧中，神经学家有了一个伟大的发现：大脑中

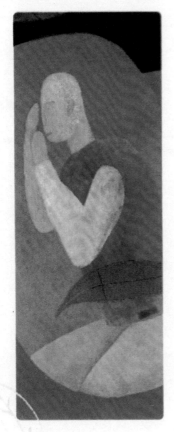

存在特殊的神经"中枢"，这些中枢控制着睡眠，同时还存在着相应的平衡中枢维持清醒状态。

从生理方面看，睡眠和清醒控制中枢位于大脑深处，这一事实表明，这些中枢的功能虽然重要，却也十分原始。控制睡眠的中枢有3~4处，大约是维持清醒中枢的两倍，这样一来，如果大脑的某部分受到损害，尚有充足的补充中枢取代它的工作。一些中枢与其他执行重要的也是基本功能的中枢毗邻，如那些调整身体温度、新陈代谢或胃口的中枢——所有这些中枢对我们睡眠能力都有一定影响。

当人的睡眠中枢都处于活跃状态，而清醒中枢则都处于不活跃状态，他将享受酣睡。然而，如果他受到了干扰——如，床铺不舒适，天太热，或身体疼痛，突然的噪音——他的清醒中枢将被启动。这将激活大脑的其他部位，这些部位将决定刺激物是否值得

采取进一步的举动。如果干扰因素被认为是重要的，如婴儿的哭声或着火的烟味等，更多的大脑中枢将被激活，使睡眠者接近清醒状态。如果干扰因素被认为是无关紧要的，大脑的大部分中枢将保持睡眠状态，睡眠者不会十分清醒。如果有短暂的清醒，我们也记不清楚，因为被激活的部分不足以使我们完全清醒。不管我们是否清醒过，在早晨起床时都会感受到睡得不好。由此可见，我们的环境对于决定我们的睡眠质量起着很大的作用——对改善睡眠很关键。

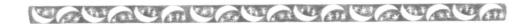

## 意识和清醒

要更好地理解睡眠的机制，有必要区分意识和清醒两个状态。法国哲学家笛卡尔（1596—1650）有一句著名的话"我思故我在"，这句话解释了什么是意识——我们有意识是因为我们意识到了自身和环境的存在。但在我们睡眠时是怎样的情况呢？我们知道意识并不会消失，因为我们做梦（即使我们记不清所做过的梦）——这可能会被认为是"思考型睡眠"。清醒，则是"完全"意识的一部分，是指我们完全能控制自己的言行等，并且对周围的世界十分清楚。

# 睡眠节律

谈论人类睡眠周期独特的生理机能，必然要接触到睡眠的各个阶段，因此我们需要了解有关大脑活动的基本知识。

1929年汉斯·勃格尔发明了脑电图仪，成为睡眠学上的重要成就，由此揭开了睡眠的内幕。我们了解到睡眠并不是一个单一的单维状态，而是一种动态的过程：大脑不停地对环境和身体的内部功能做出反应，同时监控睡眠本身。

了解大脑在白天和晚上的不同时间的电波活动，有助于我们更好地理解睡眠时大脑的活动。我们完全清醒时，大脑处于高频低压的β波下。这种波的频率受我们从事的工作和紧张程度影响：工作越活跃，或紧张程度越高，β波的频率越高。这种频率随着一天工作的结束，当我们越来越疲惫时逐渐降低。最后，当我们放松下来，合上眼睛休息时，β波转变成频率较慢的相对低压的α波，α波是由汉斯·勃格尔发现的。随后，当我们开始瞌睡时，α波中开始出现频率更低的θ波。瞌睡是一种过渡状态——处于睡眠和清醒之间。这个时候我们极易清醒过来，但这个时候我们也可能经历一种类似真实的幻觉，称作入睡前幻觉（见第32~33页）。不过，如果我们身心健康，阶段1的睡眠只是很短暂的，我们很快产生一种又快又短的电波（如脑电图仪所示）称作睡眠梭（因为它们很像手工纺织梭）。接下来进入真正睡眠的初始状态——阶段2，此时我们对外界完全失去知觉。这些睡眠梭很快转化成δ波，这是一种幅

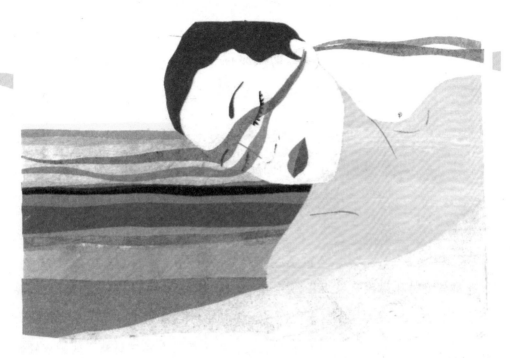

度极大频率极慢的波，阶段3和阶段4的睡眠都是由这种波控制的。这两个阶段是睡眠的最深阶段。

下面还有睡眠的第5个阶段——由纳撒尼尔·克雷特曼及其助手尤金·阿塞瑞斯基在1952年发现的，并命名为REM（眼球快速运动；见第36~37页）。人们通常认为这个阶段与前四个阶段截然不同，因为此时大脑高度活跃，脑电图显示此时的脑电波类似清醒时的脑电波。我们睡眠时一般要经历阶段1~4，然后再回到阶段2，最后进入REM的第一阶段睡眠。睡眠周期的这种性质将在下一页做详细解释。

# 时间旅程

睡眠不是线性的。我们在睡眠时，不是按睡眠阶段从轻度睡眠（阶段1~2）到深度睡眠（阶段3~4）到REM睡眠。相反，我们一晚上要做5次以上的往返旅程（有时在一个地方停留时间长些）。每个旅程都是一个完整的睡眠周期，对成年人来说，一个旅程大概需要90分钟（婴儿一个睡眠周期需要60分钟）。

那些身体健康没有服用任何药物的人，睡眠的第一周期和第二周期主要由深度睡眠（阶段3~4）组成，第一睡眠周期的REM 睡眠大约占5~10分钟，第二周期占15~20分钟。随着深夜的临近，进入第三个睡眠周期，这90分钟的睡眠大部分是轻度睡眠（阶段1~2），REM睡眠要比前两个周期长。第四和第五周期则由REM睡眠控制，只有少量的轻度睡眠。

那么，睡眠周期的知识怎样帮我改善睡眠呢？科学家们在实验中发现一个有趣的现象：90分钟的周期并不仅限于睡眠——在我们清醒的时候也是90分钟一个周期（见下文练习2）。研究发现，在清醒时每隔90分钟我们的注意力就会分散，鼻孔在这90分钟内也随之呼吸更多的空气，（我们的鼻孔不是均匀呼吸的！）我们的能量随之降低。识别大脑清醒周期中的低点并相应调整睡眠时间，可以大大提高入睡的概率。

## 练习2：找出你的90分钟周期

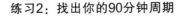

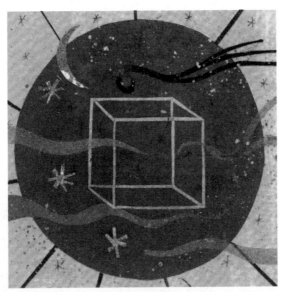

根据下面的实验，发现你在清醒时的90分钟周期。大致确定清醒时的高潮期和低潮期后，调整你的工作安排。在周期的高潮时期做最需要集中精力的工作，在低潮时去睡觉，这时你会发现入睡容易一些了（由于这个实验要求监测你的一整天，在周末或不工作的一天里做较为方便。）

1.使用上面的影像，或仔细勾画图中立体部分，创造出一个"可移动的"视觉效果。盯着该立方体一段时间，会感觉到它的正对的方向在改变——有时朝下，好像朝向东南方向；有时似乎朝上，对着西北方向。

2.设置一个闹钟，让它一天内每15分钟响一次。每响一次，看一下该立方体。计算一下（简单地数一下即可）立方体从一个方向转向另一个方向花了多长时间。

3.每看一下立方体，记下你的"转换时间"。立方体改变的时间最多是90分钟。越是接近你周期中的低点，立方体改变方向的时间越短。

# 迈过这个门槛

身体健康的人在90分钟周期的开头应该能轻轻松松入睡。识别这个周期对改善睡眠大有益处，但其他因素同样影响我们睡眠的能力，而入睡实在是一个复杂的过程。要很快入睡，我们必须依靠大脑关闭清醒控制中枢的同时激活睡眠中枢。如果没有紧张感、入睡前也没有过度活跃、没有睡眠问题，这个过程就可以自动发生。当我们进入睡眠的第一个阶段（阶段1）后，如果身体健康的话，肌肉会放松，眼球会在眼皮下转动。但是如果处于压力下，清醒中枢会通知大脑肌肉尚未处于适合睡眠的状态，我们会处于睡眠中枢和清醒中枢双重控制之下，这种情况只有在我们开始放松时才能解决。

回忆一下上周的情况——你是怎样轻松"对付"每个晚上的？有些晚上你可能很快入睡，但另一些时间里，却很难。在头一种情况中，从清醒中枢转向瞌睡和轻度睡眠十分迅速。然而，如果你入睡困难的话，你半睡半醒，最终失去意识——那一刻你终于迈过了睡眠的门槛——可能不会再中途醒来。这种时候，当大脑徘徊在意识的边缘，许多人经历过奇怪的、梦一般的幻象。这种支离破碎的影像发生在称作入睡前幻象的阶段，是阶段1睡眠的特点。而且，这个睡眠阶段的幻象部分可能是十分恐怖的，以至于导致失眠。（相似的经历会发生在我们进入清醒前的睡眠时——这种经历称作半醒状态，不过这种状态并不多见）。虽然我们无法控制入睡前状态和半醒状态，但知道它们是入睡过程中完全正常的表现，别的看起来杂乱的经历（如，心爱的人微笑的影像、"听到"闹钟响，通常有下落的感觉等）都只是我们的想象力在跟

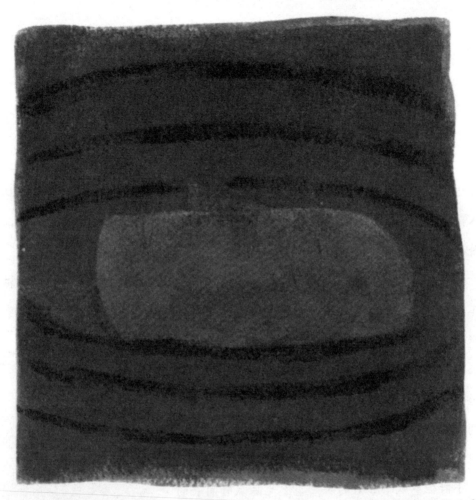

我们开玩笑而已。也许——更为浪漫的是——我们可以将这些景象看作是来自梦幻世界的诱惑，邀我们入睡呢。

当我们终于成功入睡后（假定我们每晚平均8小时睡眠），大约一半的时间是轻度睡眠。然而，这种睡眠大多是由阶段2的睡眠组成。回到阶段1的过程一瞬即逝，通常是改变一下睡眠姿势——回忆起曾经游移到接近清醒状态对我们没有什么意义。

# 睡眠深处

如果身心健康，那么睡眠也会很顺利，通常迷迷糊糊睡上10~15分钟后，我们就从阶段2的睡眠进入阶段3的睡眠。不过，阶段3的睡眠时间很短，脑电波减慢到包含50%左右delta波（高压波，以每秒1波的频率振动）时，转入阶段4——最深度的睡眠。睡眠的前1/3大部分是由阶段4的睡眠组成。每一阶段的深度睡眠时间随着夜的消逝减少。

阶段4对身心健康的重要性表现在它优于其他阶段。实验表明，如果一夜不睡，通常在第二夜几乎可以补回损失的所有睡眠（大多以较轻的睡眠为代价）。即使我们可以长时间不睡——比如，两个或更多的晚上不睡——事实上所有深度睡眠的债都会在接下来的两个或更多的睡眠中弥补过来。

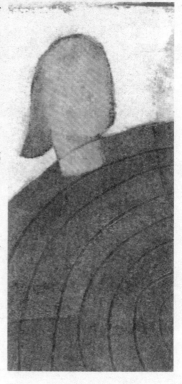

同样，天生睡眠时间短的人（每天只睡4~5个小时但感觉十分好的人）与天生睡眠时间长的人（每天需要9个小时以上的睡眠方能感觉良好）相比，显然双方深度睡眠的时间大致相同——每晚共计约2个小时。

如果说深度睡眠是最重要的睡眠阶段，我们的身体天生要保证最终弥补任何深度睡眠的不足（见"睡眠的自我补偿"），那么在某个早晨醒来时我们会不会觉得精神不振呢？原因是，虽然深度睡眠对身体的健康至关重要（科学家们认为重要的维持和恢复工作是在深度睡眠中完成的。见下面附表），醒来感觉是否良好却取决于后天习得的有关良好感觉的知识，这种知识要求我们有完整的未被打断的包括各个阶段在内的睡眠。尤其是，我们知道REM或做梦期对我们整个身体，特别是精神健康起着重要作用。我们下面将讨论睡眠的这个阶段。

## 深度睡眠的恢复能力

梦中被人唤醒，而又暂时不知东西南北时，我们经常声辩说我们正"睡得死"呢。不过，我们不可能当时正处于科学上规定的深度睡眠状态（阶段3~4），因为在睡眠周期的这个阶段很难被唤醒。研究表明，这是因为深度睡眠提供了一个保证期，在此期间，成长激素可以刺激儿童发育、修补成年人的血细胞和体组织。最新的证据显示，对大脑和身体的修补发生在睡眠的这个阶段。如果有人硬将我们从深度睡眠中唤醒，我们的举止可能像喝醉了一样——这种行为被称作"睡眠醉态"。

## 夜间的波动

看一下某人在REM睡眠（眼球快速活动——这样称呼是因为在这个阶段的睡眠中，人们的眼球在眼皮下面快速地来回移动）的脑电图就会发现，脑电图所显示的轨迹与此人醒着时的脑电图极为相似，换句话说，大脑在REM时的活动类似清醒时的活动。尽管此时大脑活动和眼球活动与醒着时相似，但身体其他部分的肌肉（除了维持生命的那些部位）几乎都处于瘫痪状态。由于大脑和眼球活动与肌肉瘫痪之间的强烈对比，REM曾被称作反常睡眠。

那么，为什么在REM睡眠期间肌肉会瘫痪呢？一种符合逻辑的解释是，

### REM睡眠的协调者

根据印度传统，意识有三种层次——清醒、无梦和做梦。传统认为，为了生活在平衡与和谐中，我们必须尽最大可能体验这三种层次。虽然我们可能认为做梦是不重要的——只不过是过度活跃的想象力的无足轻重的表达而已——科学家们剥夺了受试者的REM睡眠后，证明了如果不做梦，我们就会烦躁、茫然、容易疲惫，并且记忆能力相当差。这个发现进一步证实了REM睡眠的补偿优先于轻度睡眠的补偿的目的是保证我们的整体健康。

这是一种安全保障，避免我们把梦中情景用动作表现出来，这些梦大多发生在REM睡眠时。大脑中枢主动阻止通常刺激运动的中枢的输出功能。这也解释了为什么经常梦到跑不起来或叫不出来——也许这些梦中情景正是大脑对身体瘫痪的诠释。

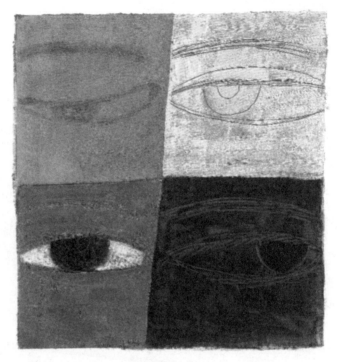

　　年轻健康的成年人每晚大约有2个小时的REM睡眠，主要发生在睡眠的后半部分。REM的睡眠深度处于轻度睡眠和深度睡眠之间。如果我们在睡眠的REM阶段被唤醒，一般能条理清楚地报告做了一半的梦。但是，对梦的记忆会很快消失（也许是因为长期记忆贮存发生在REM睡眠时，而正常的唤醒记忆程序本身尚未被唤醒）。这意味着REM睡眠结束与清醒的时间间隔越长，回忆起所做的梦就越难。

　　由于是深度睡眠，当我们被剥夺REM阶段后，我们的身体会通过延长其后晚上的REM睡眠时间来弥补。有趣的是，持续一段时期不睡甚至导致在清醒时发生REM大脑活动（还做梦），这表明做梦对我们的生理健康十分重要。探讨做梦的性质有助于更好地了解它们在改善整体睡眠中的作用（见"梦的实质"）。

## 睡眠的自我补偿

现在我们已经知道了睡眠周期和睡眠阶段，可以开始评估睡眠质量了。不过，开始之前，有件事要牢记——睡眠是会自行弥补的！某些时候有规律的24小时睡眠周期会被打乱——有时是为了延长时间。比如，在需要长时间照料病人时，有了婴儿时或某种工作偶尔会要求我们上夜班时，可能出现这

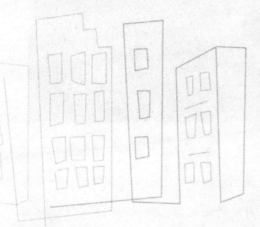

种情况。虽然我们可能对睡眠欠缺的危险性感到紧张，但别忘了身体自有办法保证我们得到所需的睡眠。我们已经知道深度睡眠和REM睡眠总是一有机会就发生的（天生睡眠少的人在较短的睡眠时间内放弃了大多数轻度睡眠，只需2个小时的深度睡眠和2个小时的REM睡眠）。

不过，如果睡眠就只是如此简单，那就构不成睡眠科学了！身体内在的补偿睡眠的卓越能力有它的底线。如果睡眠不足，"无意识的"睡眠（在应该醒着的时候发生的睡眠）在我们进行一些单调枯燥的工作时就会不可避免地发生。最明显的例子是瞌睡，当我们在高速公路上进行一个漫长乏味的旅程并感到疲惫时，绵绵睡意就会袭来（研究表明，医生和护士在加班之后最易出现交通事故）。

如果那些持续打断我们睡眠的事情，如照料婴儿之类，会对我们产生破坏性的效果，那么，我们作为一个物种，不会存活这么长时间。睡眠有它自

己的临时解决办法，这种办法我们每个人任何时候都可使用——打盹（打盹时切记：最多20分钟即可完全清醒。不是特别缺少睡眠时打盹会影响生物钟的正常运行）。

这里最重要的一点是：如果你认为你缺少睡眠——不要惊慌！你的身体会补足睡眠，你看完这本书并使睡眠条件尽可能优化时，睡眠就会成为你最忠实的夜间伴侣。

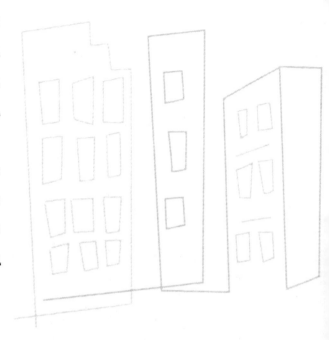

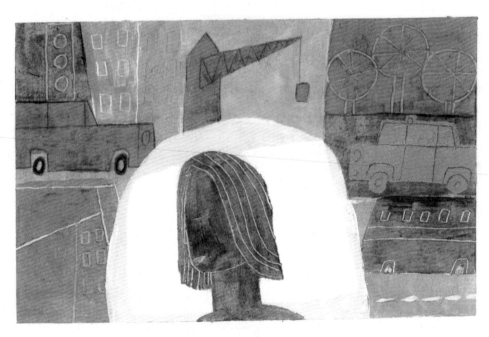

# 评估你的睡眠质量

**在**想方设法改善睡眠之前，应先找出睡眠的问题所在，看看睡眠是受生活方式的哪个方面影响。世上只有 1 / 5 的人能充分享受健康的、能恢复精力的睡眠。其余的人，最好的情况是，在看东西（如书）时才入睡；最坏的情况则是睡眠紊乱，如失眠或睡眠窒息。

先评估一下你的能量水平。醒来时头晕吗？在不适合睡眠时，如工作会议期间、听收音机讲座、看最喜欢的电视节目、精彩的演出或激情电影时打瞌睡（或更糟糕的是，睡着了）吗？吃过午饭感觉没劲吗？夜里醒来吗？白天瞌睡来临时，感觉很强烈、无法控制吗？如果你对上述问题的回答基本上都是肯定的，那么你的睡眠质量不太好！不过别着急——帮助就在你身边！

我们已经知道影响睡眠的三个条件：身体、心理健康和睡眠环境。下一页列出了一系列陈述以帮助你评估你的生活方式和整体健康情况。根据你的实际情况，写下对或错。凡是对的陈述是影响你正常睡眠的因素，你在改善睡眠时应把这些问题放在首位。然后，看看其他方面，并一步一步地解决它们。通过写日记来监测你的进展，记下上床睡觉的时间、花了多长时间入睡、睡了多久、睡得怎么样、起床时的感觉。

评估你的心理健康

- 我极易发火或烦躁
- 我笑得比过去少
- 我很难集中精神

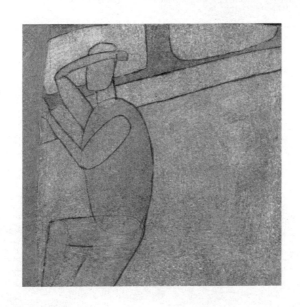

- 我经常感到紧张

- 我经常感受到沮丧或孤独

评估你的身体健康

- 我1周运动不到2次（20分钟的散步算作锻炼的最小量）

- 我经常感受到浑身乏力

- 我每周的酒精饮料超出建议量（询问你的医生确切的饮酒量）

- 我有时感到呼吸困难

- 我经常感到肌肉疼痛

评估你的睡眠环境

- 我的床垫高低不平/已用了10年

- 我的卧室太冷/太热、不透气

- 我卧室里有台电脑/电视机

- 我的邻居很吵闹/我住在一条繁忙嘈杂的街上

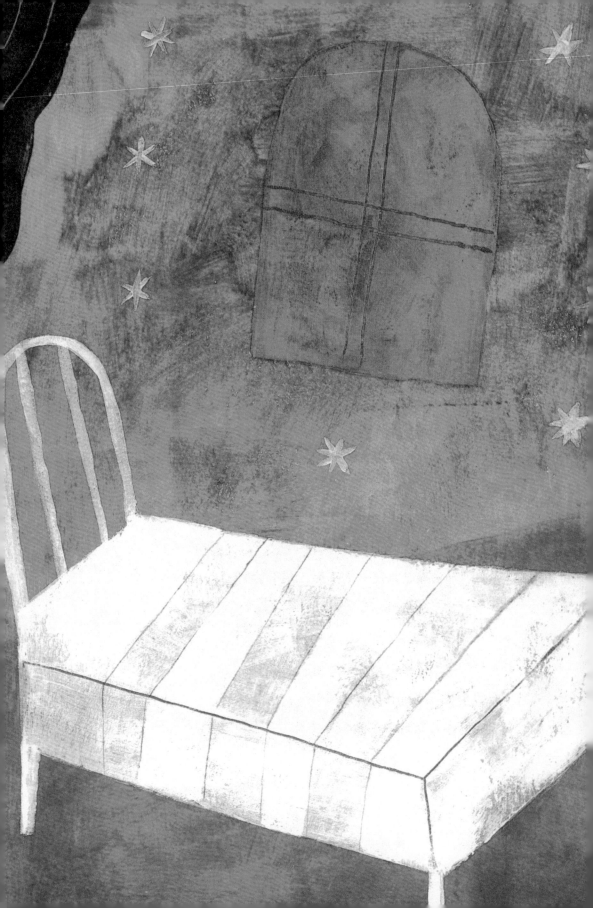

# 三、深睡眠的睡眠环境

维多利亚时代的小说家查尔斯·狄更斯认为睡眠时头朝向北方很重要。他对这一观点如此看重，以至于无论在哪儿睡觉，他都随身携带一个指南针以确保他总是朝向正确的方向！当然，床在卧室里的位置、床垫的舒适度和房间光线的变化都对我们休息的质量有着深刻的影响。

在这一章里，我们将讨论所有这些因素，同时将探讨如何在普通的夜间环境中取得最佳的睡眠效果。我们将琢磨如何在夜间保持舒适的温度；探讨噪音对睡眠规律的影响；研究和另一个成人同睡一张床时如何获得最多的休息，如何和小孩子相安无事地共处一床；帮助你找出最能使你入睡的颜色。

# 冷热无常

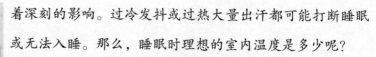

睡眠环境的温度，包括卧室里的温度和床本身的温度，对睡眠质量有着深刻的影响。过冷发抖或过热大量出汗都可能打断睡眠或无法入睡。那么，睡眠时理想的室内温度是多少呢？

很难对最合适的温度做出硬性规定，因为人对温度的感受能力因人而异，重要的是找出适合你的温度。不过，作为指导，研究表明，16℃的环境中睡眠会休息得很好，24℃以上温度则使人休息不好。儿童专家建议婴儿房间的温度保持在18℃较为合适。

不过，夜间保持一定的温度，并不能因此保证有良好的睡眠。人体的温度随着生物钟而不断变化，一般来说，身体在傍晚达到最高温度，然后开始下降为夜里做准备，到凌晨4点左右降至最低点。如果室内温度能随着这个周期变化，那么冬天我们可以在夜里到凌晨这段时间停止供暖，夏天让空调运转一夜，醒来时再关闭，是再好不过了。如果这个办法不切实际，可以尝试用别的办法控制睡眠时的温度，比如，在炎热的夏日放下窗帘（最好有白色衬布，这样可以反射阳光），冬天使用厚窗帘，防止室内暖气外溢。

虽然传闻玛丽莲·梦露睡眠时只穿香奈儿5号，但我们大多数人选择睡眠时至少穿一件薄长袍。不管是穿短睡衣还是长晨衣，衣物的布料影响身体、衣物和床褥之间的热气和湿气的对流。为了得到最大的舒适，应选择自然纤维（如，棉、毛或丝）做成的宽松睡衣——不要有花边流苏的衣裤！

## 解决潮湿问题

也许我们没有注意到，睡眠空气的湿度对睡眠质量影响很大。卧室太干燥会刺激支气管，使我们咳嗽醒。用加湿器或把一碗水放在室内便可解决这个问题。相反，过于潮湿使我们热得不舒服或湿得难受，从而增加紧张程度。如果有这一问题，可使用自然纤维做成的床单，这种床单吸汗功能好，皮肤就可以通畅地呼吸了。

如果你生活的地方气候闷热潮湿，你可能在睡眠时身上没有一点遮蔽。然而，潮湿的环境中汗水蒸发较慢，如果身体持续潮湿就可能着凉。一个好办法是穿一件薄的棉袍或盖一个棉床单，在天花板上挂一个电扇使空气流通。

## 安宁的环境

大多数人认为他们在入睡时需要完全的安宁，但绝对安宁的环境几乎不存在，所以说这是一个错误的假设。如果你真的设法找到了一个安静的环境，你可能发现很难入睡，因为我们许多人都有习惯了在至少有某些背景噪音的情况下入睡。突然而来的声音，如汽车的报警声，可能会弄醒我们，但悦耳的声音可以促进睡眠。做一个小小的实验，就会发现哪些噪音可以帮助我们入睡（对一些人有帮助的声音可能使另一些人烦躁），不过首先要了解一下我们在睡眠时是如何接收声音的。

耳朵把噪音转化成神经脉冲为大脑所接收。人们通常认为感知是一种有意识的、清醒状态下的行为，但接收声音的许多系统在睡眠时仍处于活跃状态，通过EEG仪可以观察到它们的活动。听力系统在轻度睡眠和做梦时也在工作。如果你叫一个正在睡觉的人的名字，他们可能会醒来——你可以亲眼看到随着声音信号的解释大脑电波在改变——也有可能你的声音被合成到睡眠者的梦里。

在深度睡眠期（阶段3~4），甚至高一级的加工中枢都处于关闭状态，很难唤醒这个阶段的睡眠者。不过，深度睡眠时尽管大脑主动阻断传播声音信号的神经通道，但却不是完全拒绝，有些声学信息会渗透进来。大脑开始解释这些信息时，如果辨认出这些信息与情感有某些联系，就会相应地唤醒我们。这就解释了为什么和婴儿同睡一室的妈妈听到婴儿发出的哪怕是最小的呢喃也会马上醒来，然而同一个妇女却能在伴侣如雷般的鼾声中纹丝不动。

那么，哪些声音对睡眠有利呢？迄今为止的大多数实验要么采用白色噪音（高频噪音，如嘶嘶声），在想象中这些声音类似大海或真实的大海的声音，人们认为这些声音有镇静作用，可以帮助睡眠。下次你到海边时，试着坐在海滩上，闭上眼睛听海浪拍打在岸上的声音——你会发现你很放松，再待一会儿，可能会睡着。特别护理和早产婴儿病房都曾调查过大海的声音能否掩盖病房里的喧闹，提高睡眠质量。结果是令人鼓舞的，病人在睡眠深度上表现出明显的改善，夜间醒来的次数减少，并且重新入睡的速度快了。

相反，在睡眠时应避免那些虽不至于把我们惊醒但影响我们脑电波的背景噪音，因为这些噪音影响我们的睡眠周期。比如，最新的实验显示，重型汽车经过受试家附近时的噪音和振动，减少了他们的REM睡眠时间，对他们的睡眠造成了负面影响。参加这项实验的人报告说，他们注意到他们的睡眠质量在下降，这是一个客观事实：他们的表现水平在接下来的心理测试中受到了影响。

# 舒适的床

如果醒来之后我们感到某些部位疼痛，两三个小时后疼痛消失，那么这很可能是床的问题。研究表明，只要换一张舒适的床，夜里的翻身就会减少，睡眠时间会长些。床或其他卧具对我们的睡眠质量至关重要。如果说通过改变生活方式来改善睡眠听起来较难而做到耗时长的话，那么买一张新床无疑是简捷方便又高效的。

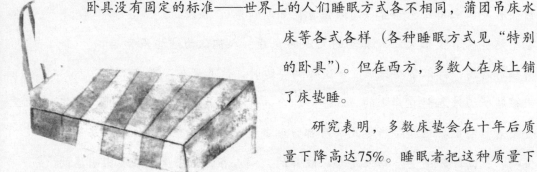

卧具没有固定的标准——世界上的人们睡眠方式各不相同，蒲团吊床水床等各式各样（各种睡眠方式见"特别的卧具"）。但在西方，多数人在床上铺了床垫睡。

研究表明，多数床垫会在十年后质量下降高达75%。睡眠者把这种质量下降归因于出汗（我们每晚损失大约1/4升液体）和每年脱落大约1/2千克的皮屑。每十年应更换一次床垫。

那么考虑购买新床时什么因素最重要呢？首先要看床的宽度和长度，床架和床垫的型号。床必须尽量宽一些——即使是独自睡眠（当然，如果和伴侣共享，较宽的床可免了你受他/她夜里翻身干扰）。床的长度应比在这张床上睡的最高的人长出10~15厘米，因为在睡眠时你大约要长出2.5厘米，这是由于椎间盘的复水。如果你很高，可以向提供定做服务的厂商量体定做一张床。床座（不管你有多高）取决于你对床的结实程度的要求，不过选择不应超出内部安装弹簧的长沙发（弹簧材料要和床垫中的弹簧材料相仿）到金属的硬平板或木制板条。

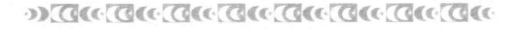

## 如何买到正确的床

购买新床时慢慢来，不要被过于热情的销售员左右。记住一张舒适的并且适合你的结实程度的床。在商店里试床时，脱掉鞋子，以你平常睡觉的姿势在床上躺至少 10 分钟。

背部不适的人：

矫形床垫是适合大多数此类人群的床垫之一。如果你不能判断某张床是否合适，最好请求医生或其他医学专家的帮助。

老年人或残疾人：

考虑床的高度，上下床是否便利。同时估计一下你是否能较为容易地翻动床垫。如果你在睡眠时需要垫高背部，可调节的床值得考虑。

有过敏症或哮喘的人：

大多数床垫吸引螨虫，因此选择容易翻转和清洁的床垫。问一下床垫中的填料，以防你对其中某种过敏。

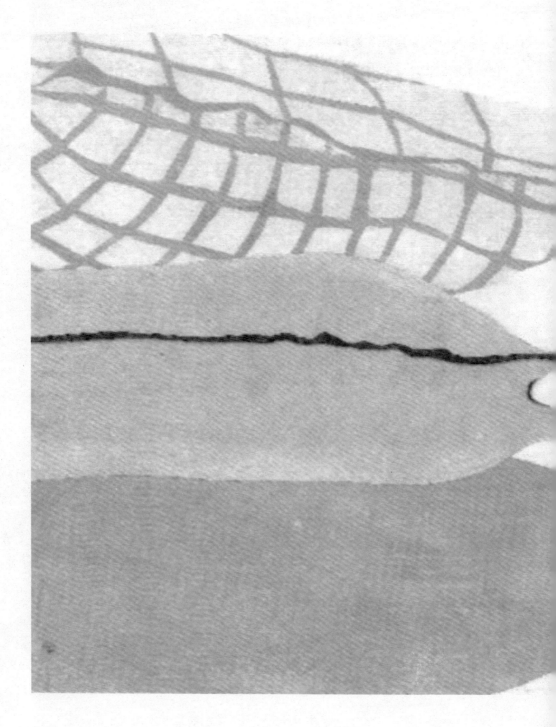

不过，床最重要的组成部分是床垫，床垫应和床完全配套。床垫由三部分组成：支撑（通常是弹簧或泡沫）、填料和褥套（也叫坚质棉布）。床垫必须舒适，与身体吻合；一般来说，使用的弹簧数量越多，支撑越牢固。要检查床垫是否提供足够的支撑（买新床时也可这样做），你可以仰面躺在床上，把手掌插入腰背部下面。如果床垫过软，将很难把手掌插入身下；如果过硬，则手掌在下面能够自由移动，因为床垫和你的脊椎之间有空隙。当你的手正好贴在你的腰背部时，你就找到了理想的支撑，这个床垫会在你的脊椎休息时呈自然的"S"状。

身体的支撑合适后，同样要注意到头部。市面上有许多枕头，可以根据你喜欢的睡眠姿势提供各种支撑。一般来说，如果睡眠时仰面向上或侧面睡，可以选择硬一些的枕头（如果你面部朝下睡，则软一些好）。羽毛枕头相对于其他枕头更适合头的形状，不过它们较贵，而且可能导致过敏反应，如哮喘或鼻炎。用泡沫材料或合成纤维做的质量上乘的枕头现在也很容易买到。同时可以机洗，很实用。婴儿在1岁以前不宜用枕头，以免窒息。

选好了床、床垫和枕头后，下一步要考虑寝具了。寝具不仅影响你的舒适度，而且影响身体的温度

（见"冷热无常"）。现在西方流行贴身的被子或羽绒被。不过，1岁以下的婴儿不宜使用，棉床单和多孔毛毯更适合他们。有些成年人仍然喜欢传统的床单和毛毯，因为可以随意添减。就床、床垫和枕头来说，除非你对它们过敏，棉毛等天然材料和天然填料是最健康的了。

## 特别的卧具

### 水床

这种床可以自动提供合适的支撑，将重量均匀分布，消除压力点。卫生、不过敏，床垫是充满水的聚乙烯织物加上柔软的海绵或坚实的木制床沿。

### 蒲团

日本传统卧具，通常由多层棉花衬垫组成。结实、无弹性、表面设计和身体形状相应。需要好的通风条件，经常抖动以防止变硬。

### 吊床

棉布吊床可随身携带，卫生，便于身体周围空气流通，是热带地区的理想卧具。也许最大的好处是，如果你尚未睡着，你可以轻轻摇晃帮助自己入睡。

# 睡眠规律

**大**多数人童年和青年时期在自己的房间单独睡觉。通常只在结婚或与伴侣形成长期关系时才共享一张床。虽然与人同睡可能对原有的睡眠习惯造成破坏，但有证据表明这同样可以改善睡眠质量。

自1930年以来的所有研究都表明，睡眠者每小时的活动在10~12次之间，一半以上的活动是对睡眠位置的大的改变。那么所有这些翻来覆去的动作是否都影响伴侣的睡眠呢？那些习惯与伴侣同睡的人在"另一半"不在时睡眠时的活动确实少了些（暗示干扰少了），但研究同时表明，年轻伴侣在睡眠时能够协调他们的动作。有趣的是，生活在一起较长时间的老年伴侣夜间活动的和谐性差一些，这可能是年老时睡眠更易受到干扰的原因之一吧。

对令人满意的睡眠来说，伴侣同睡还有其他一些优势。技艺娴熟的按摩可以缓解紧张，使身心得到充分休息。同时可以使伴侣得到快感，有助于维持亲密的感情。按摩给人的温暖、舒适和健康的感觉可以促进良好的睡眠。下面所介绍的睡眠前按摩有助于你俩放松。你们也可以采取睡前共同沉思的形式（见"冥思的力量"）。

## 练习3：触摸的魔力

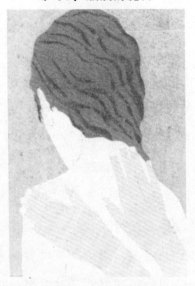

相互按摩是一种在按摩者和被按摩者之间进行的双向的触摸和反应，是协调能量和增强感情的一种很好的方法，这样你俩的睡眠更容易协同，减少各自在睡眠时产生影响对方的动作。在睡觉前和你的伴侣一起试试下面这个简单的肩部按摩，轮流担当按摩和被按摩的角色。

*1.在房子里找一个安静的房间（但不是卧室），在暗淡的灯光下放一些轻柔的音乐，制造出一种静谧祥和的气氛。点燃一支带香气的蜡烛，它的芳香会把你们带回一起度过的幸福悠闲的时光里。*

*2.在地板上放上浴巾，让你的伴侣脸朝下躺下，头侧向一边。把大拇指放在脊梁和肩胛骨之间，手指放在肩膀上。*

*3.拇指向外，有规律地划小圈，稍微向下移到脊椎处，然后再向外按摩肩膀。*

*4.让伴侣头朝向右，用拇指和其他手指挤压左肩膀的肌肉；轻轻地揉压直至放松。让伴侣头向左，在右肩膀重复相同动作。现在互换一下。*

## 与孩子同睡

不同文化和种族在安排孩子的睡眠上大不相同。气候、房子大小、孩子数量和父母对隐私的重视程度等这些因素对决定后代在哪里睡眠有很大影响。在西方，婴儿通常睡在摇篮里（大一点的孩子有自己的小床），但世界的

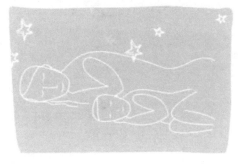

其他地方，孩子，尤其是婴儿，通常和妈妈一起睡（有时和双亲一起睡）。让婴儿单独睡眠的历史并不很长，这种睡眠方式对孩子的影响也尚无定论。不过，越来越多的美国人和欧洲人发现，与婴儿同睡，虽然刚开始感觉有点反常，但确实是提高全家睡眠质量的切实可行的办法。

18世纪以前，无论财产和地位如何，西方家庭通常共享一张床。18世纪以后，随着医疗界开始对养育孩子提出建议，母亲们被告诫教孩子单独睡一张床。这个观点是美国著名的儿科专家本杰明·史博克在他的畅销书《童婴照料》中提出的。这本首版于1946年的书至今影响着数百万美国儿童的成长。不过不是所有的家庭都采纳了这些建议，比如，研究表明，非洲裔美国家庭经常和他们的孩子同睡，阿巴拉契亚山脉的家庭也无视史博克博士的建议，2/3的婴儿睡在父母的床上或与父母的床相邻。美国的许多白人父母在孩子生病需要特殊照顾时允许孩子晚上和他们睡一段时间。在日本和意大利，父母和婴儿同睡一张床由来已久。也许睡眠习惯上的文化差异反映了对独立的截

然相反的态度——多数美国父母认为孩子应尽早独立，而非洲裔美国家庭、阿巴拉契亚山脉人、日本和意大利家庭则提倡家族之间终生的联系。

孩子（无论是婴儿还是儿童）和父母同睡一室有许多好处。对蹒跚学步的孩子来说，和父母的分离有时会使他们在睡觉时产生焦虑感，而与父母同睡一床则可减少这种焦虑，使他们在入睡时更有安全感，知道他们不再孤单。和父母同睡的孩子夜里相对平静些，梦游或做噩梦的现象相对减少。和孩子（们）同睡一床，父母更为放心，睡得更好一些，同时身体上的接近可以增强两代人的感情。

## 婴儿的自然睡眠疗法

如果包上襁褓、轻轻摇晃或唱摇篮曲都不能让婴儿入睡，不妨试试给他/她喝药茶。（下面所推荐的都对孩子无害，不过建议给孩子服药以前咨询草药医生）

白花黄春菊是一种普遍使用的有名的草药，可以制成有镇定和催眠作用的茶——用瓶子或杯子在温热时给孩子服用（制作药茶的详细说明见第70页"一种促进睡眠的药茶"）。给大一点的婴儿服用时可以加一点蜜（1岁以下的婴儿不能吃蜜）。莳萝是人们几百年来使用的另一种让婴儿入睡的药——这个名称来自盎格鲁·撒克逊语，意为"诱惑"。另外还可以试试茴香或薄荷。

哺乳期的妈妈和婴儿同睡一张床尤为受益，因为她们不需夜里几次起床安抚一个饥饿不安的婴儿。她们在听到婴儿的第一声嘟哝时只需把婴儿揽过来喂奶，然后再接着睡觉。爸爸的睡眠也不受那么多的打扰了，因为妈妈很快就学会在婴儿哭闹之前就给他们喂奶。

和婴儿同睡一张床的父母最大的担心是，万一压着婴儿，就可能伤害他们。研究表明，这种担忧是没有根据的，因为父母似乎本能地感觉到婴儿的存在并能相应地自动控制他们的活动。不过，受酒精或药物（包括一些处方

## 睡眠和新生儿

婴儿出生后的几个月是一段既兴奋又疲惫的日子，你的睡眠规律不可避免地被打乱了。如果你感觉疲惫，不要喝茶或咖啡一类含咖啡因的饮料提神，因为当提神物的作用消失后，你会更疲惫（如果你处于哺乳期，部分咖啡因会进入你的乳汁，把婴儿也弄醒）。喂婴儿或和婴儿同睡一张床时也要避免酒精和其他药物（包括镇静药）。在这段难熬的日子里，不妨尝试下面的争取最大限量睡眠的建议。

- *能睡时就睡——不要忙家务、社交等，白天和你的婴儿一同睡眠*
- *如果你是上班族妈妈，在周末和婴儿一同小睡*
- *喂过婴儿后立即上床睡觉——在婴儿醒来需要再次喂奶之前你有机会得到一些深度睡眠*
- *白天即使感到疲惫，也要尽量使自己忙碌一些——做一些轻松的但占用人手的工作，尽量避免突然睡着*

药）影响的父母，不能和孩子一同睡。如果你拿不定主意，可以咨询你的医生。

记住：你的孩子和你同睡一床时，你可能需要去掉一些卧具，因为孩子的体温会增加床的温度。注意不能让新生婴儿太热，因为他们还没学会踢掉被子来调节自身的温度。

和孩子同睡不需要增添新的设备，不过添加一个加宽的床垫可能明智一些。把床垫放在地板上简便又安全，这样婴儿就不会滚下床。当孩子稍大一些或又添了一个孩子后，在大床垫边上再添一个床垫可以扩展你的睡眠空间。孩子决定睡在自己床上时（一般要到2岁以后），你就可以逐步将床垫移得远一些。

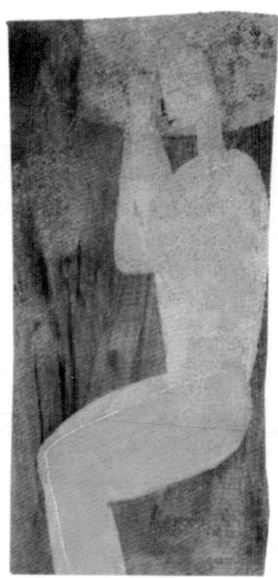

# 光线与颜色

光线与颜色，它们以不同的方式影响着睡眠。光线的强度不直接影响睡眠，它的影响是通过我们的睡眠习惯和最初睡眠时的方式决定的。比如，我们习惯于在黑暗中睡眠后，关上灯我们会睡得更好，反之亦然。光线对睡眠的这些间接的影响是由生物钟（见第24~25页）、褪黑激素（见第22~23页）和这两者对身体周期的影响控制的。

就睡眠而言，窗帘或遮阳窗帘（百叶窗）可能是卧室里最重要的装饰了。窗帘在早晨（尤其是夏季）把阳光挡在外面，使生物钟受到欺骗，这样我们就可以根据白天的安排调整睡眠规律了。选择颜色深的窗帘或遮阳窗帘，确保将阳光严丝合缝地关在外面。窗帘要足够宽，能在中间接上，两端不留任何空隙。遮阳窗帘则能上下充分合在一起，不透阳光。

颜色能强烈影响情绪，卧室的颜色一定选择能促进睡眠的。对颜色的反应因人而异，不过一般来说，多数人认为红色和黄色使人兴奋，而蓝色和绿色使人放松。我们对颜色的反应是个性化的，你需要确定最能帮助你休息的颜色（见第61页）。粉刷卧室也可以采用中性颜色，如白色，它不会影响添加其他颜色，然后不停地改变床单、地毯和沙发垫的颜色，找出最能让你放松的颜色。

### 练习4：找出你的调色板

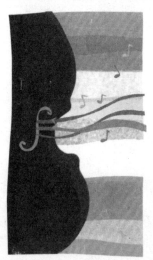

颜色（如同声音一样）以特定的频率振动，影响我们的健康。所以，某种音乐能使听者联想到某种颜色是不足为奇的。这个练习旨在帮助你找出最能使你瞌睡的颜色（你需要一些白纸和彩笔或蜡笔）。

*1.从你的收藏中挑出能激起下列情绪的音乐：幸福、鼓舞、兴奋、深思、忧郁和反思。*

*2.每晚听一首所选取的音乐。当你的情绪受到音乐感染时，用彩笔或蜡笔将你的感觉表达出来（如果你不是艺术家，你可以只用颜色画方块即可）。比如，也许听了韩德尔《弥赛亚》中的"赞美歌合唱"后，你拿红颜色画方块，或者西蒙和加尔富克尔合唱的《忧愁河上的金桥》使你的脑海中浮现出一片蓝色，用这种方法表达你自己直到音乐结束。*

*3.画完以后，在纸的背面写下你听音乐前的情绪、你原以为会激发哪种情绪和实际引发的情绪。*

*4.听完所有音乐后，再看看你的画，哪种颜色让你感觉最为放松呢？*

# 四、深睡眠的身体疗法

我们已经知道睡眠的诸多可能的原因，其中一条是使身体得到修复并恢复活力，这样第二天就可以正常工作生活了。然而，现代生活打乱了睡眠的自然规律。人们不再是日出而作日落而息，而是使用人工照明将人类活动延长到深夜。工作场所通常压力很大，许多人没有时间放松，等到上床睡觉时已是筋疲力尽。再考虑到其他对健康不利的因素，如粗劣的饮食、吸烟、消费大量的咖啡因和酒精，便可知道某些失眠症的病因了。

这一章将探讨如何使我们的行为对睡眠有利。通过考察东西方诸如饮食、锻炼和身体放松技巧等，将学会更健康更和谐的生活方式，使我们能够拥有充足的睡眠，这种睡眠是深度的、能恢复精力的，能使我们充分享受生活。

## 促进睡眠的营养

饮食可以加快新陈代谢，使体温升高——换句话说，饮食赋予我们能量。我们已经知道最佳的睡眠时间是我们的体温下降的时候——这一过程通常开始于睡眠前一小时。这就解释了为什么刚吃完东西就去睡觉总是很难入睡。不过我们在实际经验中得知，中饭吃得过饱下午犯困（这是因为在体温高的时候进食，大脑把能量从肌肉系统转向消化系统，由此使我们感到懒散无力）。如果我们想得到适时适量的睡眠，什么时候进食较好？道理很简单：不要在一天结束时进食太多——当然，睡前3小时不要吃主餐。少吃多餐胜过饥一顿饱一顿（或一天两次暴食）——这样新陈代谢就较易保持平衡，食物对睡眠（清醒）的影响会降低到最小。

## 甜美的梦

为什么不试一下以下介绍的可口睡眠饮料呢？这种饮料中含有天然的，促进睡眠的色氨酸。倒220毫升新鲜牛奶在一个小平底锅里，加入一勺肉桂搅拌均匀，煮沸。2分钟后，倒入一个大杯中，加入蜂蜜使它变甜，然后服下。

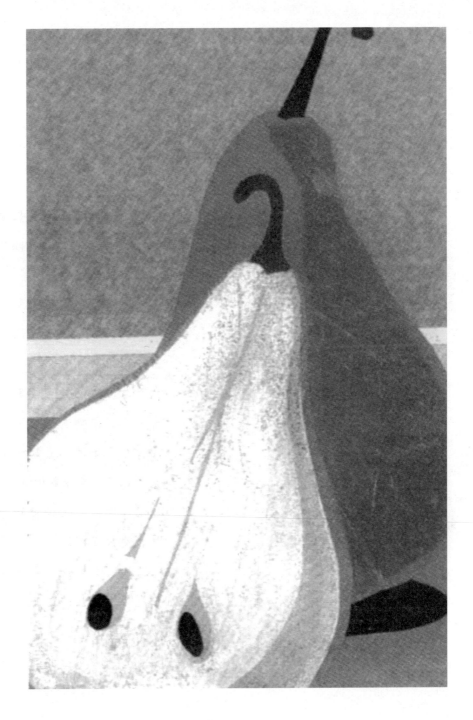

明白了饮食规律后，我们来看一下食物是如何影响睡眠的。某些食物有扰乱或促进睡眠的作用。拿奶酪来说——人们通常认为它能引起噩梦。科学证实了这种联系，因为奶酪中的酪胺能增加一种使血压升高的化学成分，而高血压是一种能引起噩梦的紧张症状。相反，古埃及人用生菜催眠镇痛。不过，虽然最新的研究证实了生菜叶含有镇痛的麻醉成分，但其含量很低，催眠的作用微乎其微。

我们所吃的食物对我们生活的各个方面影响深远。如果饮食不健康，会导致胃灼烧、消化不良和其他数不胜数的与食物有关的疾病，影响睡眠。以饮食促睡眠，不仅可以提高睡眠质量，还可保证健康饮食。

要保证从食物中补充到足够的维生素。研究人员认为，饮食中缺乏维生

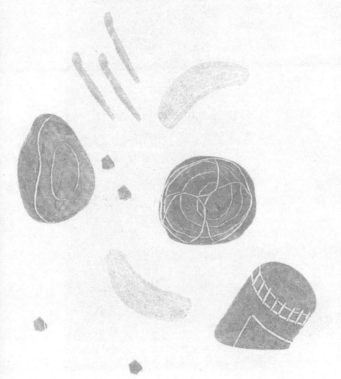

素B复合物 (特别是烟酸、维生素$B_3$、维生素$B_6$和维生素$B_{12}$) 会产生睡眠问题。如果你是个肉食者，选择食用猪牛羊的瘦肉部分。如果你喜欢吃鱼，鲑鱼、沙丁鱼富含多种维生素B复合物。鸡肉、金枪鱼和强化麦片含有大量烟酸；大豆富含维生素$B_3$；麦芽、大菱鲆和烤土豆含维生素$B_6$；酸奶、奶酪和海菜含维生素$B_{12}$。

研究表明，镁是影响睡眠

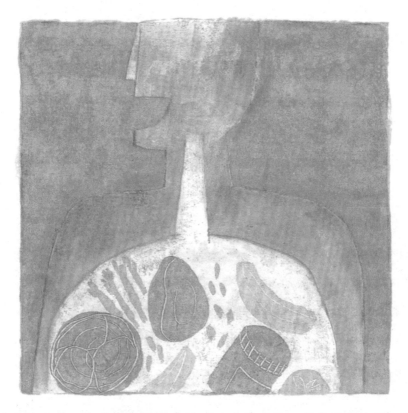

质量的重要元素。食用富含镁的食物可以改善睡眠，减少醒的次数。绿色蔬菜、鳄梨、香蕉、花生酱、坚果和种子都富含这种重要矿物质。

我们食用的许多食物含有对睡眠有害的添加剂。例如，在加工过的食物和东方快餐中发现有谷氨酸盐（MSG），这种有机物能引起消化不良、胃灼烧、头疼和许多其他影响睡眠的疾病。（注意：除作为添加剂存在外，MSG还存在于自然界的蘑菇、胡萝卜和一些海菜中）另一种要避开的添加剂是增黄剂酒石酸盐（E-102），广泛用于充气饮料、饼干和糖果中——人们曾认为儿童多动症与这种有机物有关，并认为它能在易过敏人群中诱发哮喘、湿疹、麻疹和其他过敏症状。

当然，不只是吃的东西影响我们的健康和睡眠，喝的东西亦是如此。除了要避免那些对睡眠明显有害的物质，除咖啡因外（见第69~70页），还应记住：我们的身体每天需要1.7~2.3升的水以补充每24小时所损失的液体。遗憾的是，我们多数人喝的水都远远不够，然而，很少有人意识到脱水是睡眠不好的原因之一。回忆一下多少次你早晨醒来又懒又渴。许多人甚至夜间起来到厨房喝一杯水。

何不尝试做一个3天的小实验呢？从明天开始，每天有意识地分几次喝完1.7~2.3升的水。（不过一定要从早晨开始，否则你可能会在夜里醒来上卫生间！）进行这个实验时要在你的睡眠日记上写下你每天早晨醒来的感受。你是否觉得精神好一些？头脑"更清醒"？即使受到别的因素影响，多喝水对改善睡眠效果不明显，你也要记住，你是在补充身体达到最好运转状态时需要的液体，而这样做能增进你的健康，最终有益于你的睡眠。

## 抓住偷走睡眠的贼

喝点咖啡、茶、可乐，来几杯啤酒或葡萄酒，再抽上一支烟放松放松，已经成了现代生活中大众化行为了。但又有多少人认识到这些饮料、香烟中含有三大"偷睡眠的贼"——咖啡因、酒精和尼古丁——这三种化合物或刺激或压抑大脑活动，严重影响我们的睡眠。

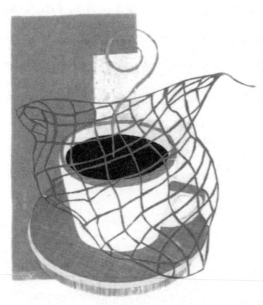

许多人没有一杯咖啡或茶就无法开始一天的活动。这些饮料的刺激作用是由称为咖啡因的化学物质引起的（茶所含咖啡因少于咖啡，但也足以使我们保持"清醒"），咖啡因能够激活大脑中的清醒中枢，使我们头脑更警觉，同时增强身体的承受能力。但是吸收的咖啡因越多，我们体内产生的药物耐受性越大，也就需要更多的咖啡因才能保持相同的清醒程度。相反，如果我们控制吸收量，则一点点就可以更有效。

咖啡因在体内停留几个小时——在怀孕妇女身上停留5倍的时间。如果白天饮用了大量的咖啡，则咖啡因累积的效果会使我们难以成寝。为了不让咖啡因干扰你的睡眠，最好在上床睡觉前10个小时内不饮用含咖啡因的饮料。

如果没有咖啡你早晨就振作不起来，那么将饮料限制在每天早晨1~2杯。

　　不过，如果你真的想改善睡眠的话，从中午开始饮用不含咖啡因的饮料是明智的。如果你确实怀念咖啡或茶的味道，不要绝望——现在市面上脱咖啡因的咖啡（茶）多的是。也可以试试药草饮料，如蒲公英根咖啡或玫瑰果茶、薄荷和茴香茶（见下面），这些饮料更健康，不含化学物质。如果你平常喝好多可乐或其他碳酸饮料，可以用充气矿泉水代替，这样你会受益于饮水量的增加。

　　含咖啡因的冷热饮料可以提神，酒的作用则与此相反。我们多数人只在社交场合偶尔喝上一点，或者每晚啜上几口以放松。少量的酒，如一杯葡萄酒可以起到镇静的作用，但大量的酒精会减少我们的深度睡眠和REM睡眠，从而影响睡眠质量。喝过酒后，不时出一头大汗、心跳加速、焦躁不安的情况并不少见。

## 一种促进睡眠的药茶

　　虽然在超市或绿色食品店可以买到药茶，但何不自己炮制呢？从下列药材中选择1~3种，随意混合：啤酒花、缬草根、黄春菊、西番莲、黄芩、蜜蜂花。用开水浸泡5分钟。傍晚饮用可使它在你上床休息前有足够的时间发挥药效。

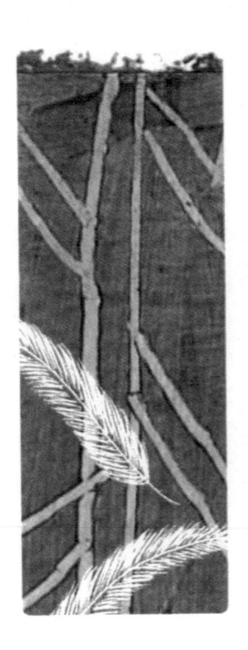

假如你决定完全放弃酒精改善睡眠，你就需要找到一种策略以抵制在酒会、招待会上或和同事朋友一起上酒吧时的诱惑。选择不含酒精的饮料或者喝矿泉水，但要避开富含咖啡因的可乐或加入影响睡眠的添加剂的苏打水。有些酒吧和饭店提供一系列不含酒精的鸡尾酒，随时调制，这种酒含有对健康有利的天然果汁。

如果你通常在睡觉前喝一杯酒，考查一下潜在的动机。回忆一下最初这么做的时候，那时你的生活中发生了什么事？是因为沮丧还是感情问题？也许情况早有了变化，你睡前喝上一杯仅是出于一种习惯。如果是这样，用一杯促进睡眠的热牛奶或药茶代替。如果失眠的问题依然存在，尝试另一种办法。不要借酒意入睡，上床睡觉前给有同情心的朋友或亲密的家人打个电话，和他们谈谈你的问题。讲

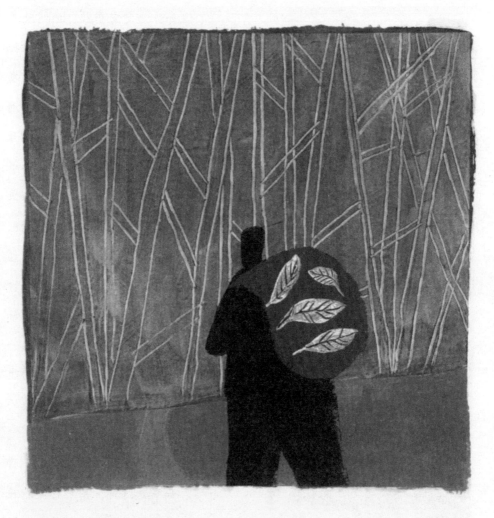

出你的困难，你的心里就会平静，这样有助于睡眠。

　　偷去我们睡眠的第三个贼是尼古丁，这种刺激物我们每抽一口烟都要吸进去些。虽然尼古丁最初能使吸烟者更清醒，但这种效果持续不了多长，吸烟者在抽完一支烟后不可避免地放松下来。这给了他们一种错觉，以为吸烟有助于睡眠。遗憾的是，吸烟者所体验到的那种放松其实是过了烟瘾后的满足感。他们可能入睡，但一旦尼古丁新陈代谢过后，大脑会把吸烟者唤醒，提醒他需要更多的尼古丁。尼古丁还会诱发肾上腺激素的释放，引起身体的兴奋反应，使我们不能得到正常的深度睡眠量。

宾夕法尼亚州立大学最新研究证明吸烟影响睡眠。研究发现吸烟者入睡的时间是不吸烟者的两倍。不过，有趣的是，如果两个晚上不吸烟，原吸烟者入睡的时间从平均52分钟降低到18分钟。

去除习惯没有什么"最佳"办法——方法各式各样。比如，你可以逐渐减少吸烟量，代之以小包香烟或口香糖，你也可以尝试别的办法，比如催眠疗法或针灸。避开那些你经常吸烟的环境，不要在床上或卧室里吸烟，特别是不要在睡觉前吸烟。

## 睡眠所需的健康

人体的构造呼唤一种充满活力的运动，然而，长时间坐在办公室里或汽车里使我们的活动范围受到了限制，从而影响了我们的健康。长时间保持一种姿势，肌肉就会紧张。晚上睡觉时，这种累积的肌肉紧张使我们无法安静下来——身体得不到放松。这就是失眠的恶性循环的开始：睡不着干着急（心理压力又加重失眠），越着急越紧张，越紧张越睡不着。有些失眠仅仅是因为我们白天活动得不够，这么说并非夸张。不过，有个简单的办法可以缓解紧张、帮助睡眠——这就是锻炼！

如果一想到锻炼你就发抖，别忘了一些温和的方法无须你把体力发挥到极限。例如，睡觉前轻柔地舒展一下肢体便可缓解白天积累的紧张（见第75页）。也可以在白天上下班时进行一些运动，这样就可以在紧张累积前就把它化解掉。如果你习惯乘电梯上办公室，现在开始练习走楼梯。可以先练习走下去，一次走一段，然后逐渐增加到2段、3段。当你可以轻轻松松走到楼底时，开始练习走上楼梯。重要的是开始。但是，如果你超重、心脏有问题或有其他疾病，在开始锻炼之前一定咨询你的医生。记住听从你的身体，对它的需要及时做出反应。

### 练习5：睡前舒展运动

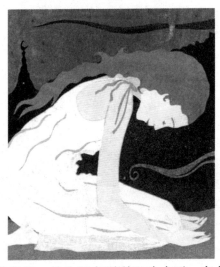

任何锻炼都对身体有益，并非只有剧烈运动才可。在办公室里坐着不动的生活使我们腰酸背痛。白天的工作使脊椎最为紧张，所以睡前舒展一下脊椎部分可以缓解紧张，帮助你轻松入睡，不会再在半夜醒来，或早晨起来肌肉酸痛。

*1.跪在地板上，脚面向下，臀部放在脚跟上。弯腰，双臂前伸，上身叠在大腿上，前额接触地面。双臂环绕，平放于身体两侧，掌心向上。慢慢做深呼吸1分钟。*

*2.挺身直立，双手放至肩宽，臀部置于膝盖之上。吸气，抬头，伸臀，背部下降，像猫一样伸展。呼气，再吸气，呼气，保持这一姿势30秒。*

*3.吸气，低头，正对着两腿中部。呼气，同时下巴埋入胸部。拱背，收臀。呼吸，保持这一姿势30秒。*

*4.重复第1个姿势，慢慢深呼吸1分钟。*

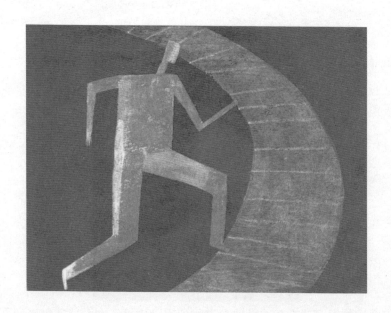

和饮食一样（见第64~68页），体育锻炼可以影响身体的温度和新陈代谢的速度，从而影响睡眠。体育锻炼引起新陈代谢和激素的各种变化，从而刺激并提高身体的温度。体温下降时睡眠相对容易，如果我们想通过锻炼提高睡眠，最好不要在傍晚时把自己搞得筋疲力尽。早期的研究发现，白天繁重的劳动能够促进当夜的睡眠，但这种劳动必须在睡前五六个小时即告结束。锻炼过后的松弛有助于我们得到足够的深度睡眠（见第34~35页）。

那么，提高睡眠需要多少运动量呢？可能比你想的要少——每周3次，每次20分钟。当然你要做有氧运动，它可以增加氧气消耗，提高呼吸，加强心脏和血液循环——凡是对健康有利的，对睡眠也有利。

最重要的一点是，只要在锻炼中心跳频率达到了"目标范围"，任何锻炼都可以改善睡眠。要找出你的"目标范围"，只需用220减去你的年龄，即可得出在你的年龄段的最大心跳频率。然后算出这个数字的60%和75%，即是你在锻炼中心跳频率的下限和上限。例如，你35岁，220-35=185——你的最大心跳频率；这个数字的60%和75%分别是111和138，所以你在锻炼中的理想心跳频率是每分钟111~138之间。任何有氧运动，如骑车、游泳、慢跑等，只要在20分钟内将你的心跳提高到目标范围，都是适合的运动。你可以在锻炼中监控你的心跳，休息1分钟，测一下脉搏，数一下心跳次数。

选择一个你喜欢的活动或运动，这样你就会有兴趣保持这一运动。运动要灵活——如果你对游泳之类的活动感到厌倦，我们在下面还会介绍你可能愿意尝试的其他的温和运动。不管从事什么运动，都不要过头，在开始前要有5分钟的热身运动，结束时还要有5分钟的放松运动——否则你可能会伤害自己，而疼痛自然对睡眠没有好处的！

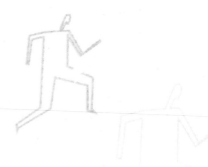

# 印度的睡眠良方

瑜伽是印度古老的一种气功，通过不同的姿势、呼吸和沉思平衡身体中重要的能量（prana）。这种历史悠久的运动在西方作为增强体质促进个人发展的训练正广为流行。瑜伽适合任何人、任何年龄、任何健康状况，它那种与世无争的恬淡使得每个人可根据自身情况循序渐进。有一个优秀的老师指导固然很好，不过你也可以自己做一些基本的练习。

瑜伽师——瑜伽的高水平练习者——从不知什么是睡眠问题。他们有什么秘方吗？事实上没有秘方，练习瑜伽改善睡眠的关键在于采取不同姿势，做各种呼吸运动，帮助我们放松，消除身心紧张。

典型的瑜伽气功——西方最为盛行的气功类型——先是热身，然后是几种不同的姿势以舒展身体各个部位，接着是呼吸起关键作用的放松过程。最简单最有用的一种姿势是Shavasana，也叫寿终正寝式，通常用于瑜伽的开始和结束。仰面平躺，两臂平放身侧，掌心向上，双腿分开约50厘米。闭上眼睛深呼吸。左右摇头，使两耳交替接触地面。将头放正，全神贯注做深呼吸5分钟，或直到感觉完全放松为止。

### 练习6：呼出压力

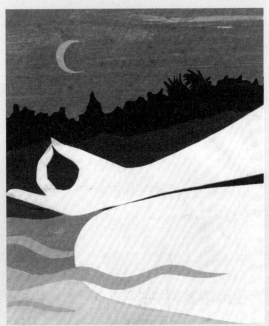

　　一天的紧张之后，这项结合呼吸和两臂运动的练习可以驱除紧张，使身体放松进入睡前状态。上床前练习20分钟，可以帮你形成一夜美梦所需的有规律的慢呼吸。

　　1.坐在椅子上，双臂自然下垂，合上双眼。转移思绪，不再去分析你的思想，尽力驱除杂念。全神贯注于呼吸2~3分钟。

　　2.轻吸气，慢慢抬起双臂，在胸前交叉，分开，举到头顶。呼气，双臂迅速放回原位。整个过程保持大幅度的环形动作。重复4次。

　　3.吸气，双臂向外，举到头顶，指尖接触。呼气，双臂下垂。重复3次。

　　4.吸气，双臂在胸前平伸。双臂平伸，举到头顶。呼气，双臂落下。重复2次。

# 中国传统疗法

中医认为，失眠是由气不顺引起。气是一种能量，通过身体的12条经络到达主要器官组织。气的流动是由两种力量——阴和阳的相互作用引起的。阴阳是宇宙中两种相反但又互补的能量——昼夜、雌雄等。但没有绝对的阴阳——阴中有阳，阳中有阴。

身体的12个主要器官（相当于12条子午线）被分成阴阳各6个。正常的睡眠由阴阳交替组成；而睡眠紊乱则是因为某一器官阴阳失衡。例如，夜里焦躁不安，醒醒睡睡，则可能是肾脏失调；多次早醒可能是胆囊失和；做梦惊醒则是心肝失衡。中国有许多锻炼用来调节体内阴阳和气的流动。下面我们将探讨几种传统的促进睡眠的运动，如古老的太极、气功和针灸。

中国的太极是一种动态的默想，可以提高身体主要能量的流通并集中精力。它结合了身心训练，对改善睡眠极有好处，因为它缓解了肌肉紧张同时使心神宁静。太极动作和节奏能增强身体的平衡感和肌肉的柔韧度。

太极拳的前13个姿势设计于14世纪初，原为静态，后逐渐演化为一系列的连续动作。虽然太极在17世纪时演变成了一种武术，其要旨仍在精神和放松上，而不是力量上。太极拳对装备没有特殊要求，适合于任何年龄和任何体质。今天，在中国，数不胜数的人早晨第一件事就是在户外练习太极拳，为一天的活动做准备。不过，太极拳中也有更适于晚上练习以帮助放松的拳法。

有一种快捷简便的练习你可以试试，它主要是放松肩膀和胳膊，要达到最佳效果，应在上床睡觉前练习1小时左右。站立，两脚分开，与肩等宽，左手放至左肩，右手放至右肩。用肘部做环形转动，先向前转30秒，再向后转30秒。然后两臂平举，与地板平行。两手向前，慢慢抬起右臂，尽可能上举，同时左臂下垂。保持这个姿势10秒，然后两臂以相反位置重复这一动作。整个过程重复2次。

中国还有一种修炼方法正在西方受到越来越多的青睐，那就是气功，许多人都是因为对太极发生了兴趣而开始练习气功的。事实上，有人认为太极本身是气功的一种运动方式，因为两者本质相同。气功源于五千年前的中国，此后，佛教、道教、医生和武术家们不断地将气功发扬光大。

气功通过调和身体中的气改善睡眠，它由身体运动、各种姿势、呼吸控制和默想技巧组成。何不尝试一种放松练习，它可以增强气在肾脏的流动——这个部位气不顺畅尤其影响睡眠（肾脏位于脊椎两侧，在腰的上方，肋骨的下方）。仰面躺在地板上，右腿抬起，向外弯曲，足尖抵在左腿内膝。左手掌向上，垫在左肾下方。右手掌向下，放在肚脐上。现在想象左手正在给肾脏送气，能量从右手经肚脐进入左肾。重复一次（左腿弯曲），用左手给右肾送气。

古代的指压按摩也可以用于治疗失眠。同针灸的原理一样，指压按摩是用拇指或中指、食指按压或按摩穴位（重要的能量点）以平衡体内的气。指压按摩任何人都可用作自助方式，如果有朋友或合作者也可以用作中国式的"急救"。试试下一页的练习，这个按摩练习最利于睡眠。

### 练习7：睡眠的指压按摩

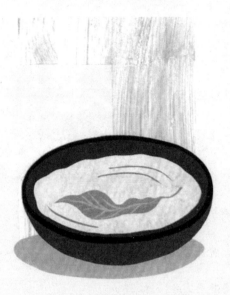

　　每晚睡前一小时做下面的指压按摩，快睡着前迅速重复一次。至少做2周——长则更好——才能体会到睡眠的全面改善。

　　*1.从头部开始，用中指或食指的指尖按摩头顶30秒。*

　　*2.用食指指尖，在眉梢环状按摩30秒。用拇指从上到下从内到外擦拭眼窝。摩擦双手直至掌心发热，将手掌捂在眼上45秒。手腕在眼睑上轻轻捂30秒后结束。*

　　*3.左手置于右手上（两手掌心向上），找出神门穴，它位于手腕褶皱中，与小指在同一线上。用拇指指尖按（按一下即松开）1分钟。在右手腕重复。*

　　*4.找出腱间穴，位于左前臂内侧左手腕上方约5厘米处。拇指用力环状按压1分钟。在右手腕重复。*

## 沐浴催眠

# 水

**根**据中国水疗法的原理，睡前半小时15~20分钟的温水浴可以促进睡眠。据说，温水浴可以促进气的流动和血液循环。西方的睡眠实验证实了这一说法，发现睡眠前的温水浴确实能加快睡眠，尤其是老年人的睡眠。在水中加入一些药草，如黄春菊（有催眠功效），效果更佳。在开水中加入两汤匙的药汁，10分钟后将混合物倒入洗澡水。

中医告诫人们不可洗浴时间过长或水温过高，因为这样会使体温升高，不利于睡眠。虽然热水浴后立刻感到浑身轻松，但随后会干渴，焦躁。经期妇女尤其要避免蒸汽浴，因为过热会引起出血、盗汗，干扰睡眠。

另一种平衡气并且提高睡眠质量的方法是脚浴。你可以在睡前试试。装满两大碗水，一碗热水（比平常洗浴的水稍热），一碗冷水。让水淹至脚踝。将双脚放在热水中3分钟，然后将双脚放入冷水中30秒。重复4次。然后擦干脚，穿上温暖的短袜上床睡觉。

## 练习8：平静吸气

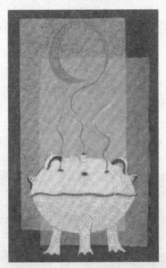

当你需要睡得特别好的时候——在工作面试的前夜——不妨试试吸气法，这在浴后放松期间特别有效。你需要一些沉香木（它的香气的催眠效果举世闻名）和焦炭——这些都可以从药店中买到。

*1.将沉香木粉碎成颗粒或小块。将焦炭放入香炉或易燃的盘中点燃。*

*2.坐在香炉边，将沉香木碎屑撒到焦炭上。当香气冉冉上升时闭上眼睛，深深吸气2分钟。*

*3.睁开眼睛，斜靠近焦炭（脸部距离焦炭约50厘米），随着烟气上升慢慢吸气。有规律地深呼吸。几分钟后你会感到十分平静。体验这份平静1分钟。*

*4.熄灭所有的焦炭，上床睡觉。*

# 爱抚的力量

我们希望改善睡眠时，不妨考虑一个经常忽视的无价的亲密工具——爱抚的镇定作用。从远古时期开始，全世界的人在按摩中经常使用双手以提高治疗效果，帮助恢复身体的平衡，促进睡眠的养气提神作用。

人类触觉发达——甚至在出生之前，对触摸已很敏感。我们一生都渴望这种基本的接触方式。但由于忙碌的生活没有给我们身体接触的时间，我们与亲爱的人疏远了，造成身心两方面的焦虑感增加。按摩能提供一种愉悦双方的放松的治疗方式。

接触是一种直觉。即使在我们尚未认识到时，我们都本能地知道如何按摩。例如，如果孩子摔倒了，我们的第一个反应就是揉搓摔伤的部位，减轻他们的疼痛。使伴侣放松并改善睡眠的最简单最愉悦的方式之一就是相互按摩（见第53~54页）。

回忆一下多少次你把手放到另一个肩膀上，揉捏它以减轻肌肉酸痛，你自己是最清楚你的紧张部位的人。你可能没有意识到，但这种几乎是本能的举动确实是一种自我按摩。虽然我们通常认为按摩是一个人对另一个人所做的事，但自我按摩在另一个人不在的时候可以很好地减轻肌肉紧张。

### 练习9：按摩解除紧张

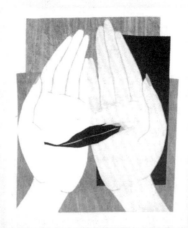

当你因睡眠不足紧张或疲劳时，首先显露在脸上。睡前面部按摩可以加快皮肤血液循环，缓解紧张，改善面部表情：你不仅会睡得更甜，醒来时还会精神抖擞。

*1.洗一个温水浴放松一下。或者将灯光放暗，听一些放松的音乐使自己进入平静状态。*

*2.坐在地板或椅子上，放一个坐垫，这样你会舒服些。*

*3.胳膊弯曲，放在身子两侧。把两手食指和中指放在发际眉梢之间的前额上。在额上画圆圈，按摩1~2分钟。*

*4.以同样的动作按摩太阳穴1~2分钟，这是个敏感部位，注意力量小些。*

*5.以同样的动作，用食指和中指按摩颧骨1~2分钟（如果你睡觉时有咬牙或磨牙的习惯，这个部位的按摩特别有效）。*

*6.在鼻子两侧用拇指轻按眼窝上部10秒钟。重复5次。*

# 草药和芳香疗法

**公**元前3000年，近东的美索不达米亚地区是世界文明的发源地。关于他们治疗方面的资料无从得知，不过，在遗留下来的30000个陶器碎片中，近1000个涉及草药，如杜松子；油类，如雪松等都有记载。

古埃及人在宗教仪式上使用某种特定的植物的香气以达到意识的更高层次或获得安宁。较近时期，1928年法国化学家亨利·盖特福斯提出了"芳香疗法"。在一次爆炸中盖特福斯的手被严重炸伤，他急忙把手伸入一坛薰衣草中，结果发现伤口愈合得很快，几乎不留疤痕。这一发现促使他开始研究薰衣草和其他草药的医疗作用。

草药一向不被草药学家视为疾病的消毒剂，而更多地作为各种生理功能的催化剂，使身体自动愈合。在改善睡眠方面，这意味着使用草药帮助身体战胜各种导致失眠的疾病（身体的或心理的）；当然失眠多数时候是由焦虑引起的，但四肢酸痛、感冒或流感、胃部不适也会影响睡眠。

草药治疗既实用又有趣——你可以制成浸剂；在浴盆中滴入几滴草药香精；或点燃一个香熏炉，呼吸草药的香气做一个睡前放松运动。失眠的人饮用药茶或使用芳香疗法尤其见效。

许多草药都特别适用于改善睡眠或治疗失眠。在接下来的几页中，我们列出了一些疗效最为显著的草药及它们是如何用于改善睡眠的（在使用任何一种草药时，最好咨询一下资深草药专家或芳香疗法专家）。

### 加州罂粟

这种植物与一般的罂粟不同，它没有成瘾性。北美土著人过去常用它减轻牙痛。作为镇静剂，据说可以使过于兴奋的孩子安静下来。一般制成浸剂。

### 啤酒花

使用啤酒花治疗失眠十分普遍。啤酒花浸剂可以减轻焦虑、紧张和一般疼痛。这种植物是有名的镇静药和消化辅助剂，同时可能会降低嗜酒性。虽没做过严格的比较，但一些草药专家认为啤酒花的嗜睡作用比颉草属植物更快。在情绪低落时切勿使用。

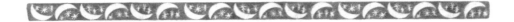

## 制作药枕

有些人发现药枕有助于睡眠。要制作药枕，先找一个小型的布包，填入薰衣草、橙皮和丁香。然后添加一两种你感觉治疗效果好的草药。滴入几滴植物油，用带子或细绳将包扎紧。把包放在枕头下。定期更换草药。

### 牙买加多花狗木

这种树生长于加勒比、墨西哥和得克萨斯，树皮干燥后可用于制作液体抽取物和粉末。用于治疗失眠，药力很强，孕妇和心脏病人忌用。请遵医嘱。

### 凤仙花

北美土著人常用的镇静剂。根可用于治疗压力、情绪紧张和焦虑引起的失眠。根茎经干燥后可制成浸剂、液体抽取物或粉末。

### 薰衣草

薰衣草花是公认的抗抑郁、抗痉挛药物。药草资料记载薰衣草可用于改善忧郁症人的睡眠，疗效尤为显著。民间多用于帮助老年人入睡。可将其制成油，滴入浴液或用于芳香疗法中的按摩。

## 薰衣草油

薰衣草油是常用的改善睡眠的芳香疗法用油中的一种。使用方式多样：吸入其蒸气；或与别的油脂（如橙花油）搅拌在一起，为你的伴侣按摩；或将混合油滴入你的浴液。也可以将一块毛巾（或布）浸入到加入几滴薰衣草油的温水中，拧干后覆在前额上。

## 薄荷

薄荷用作消化辅助类药物、减轻鼻充血、麻醉及杀菌药。薄荷是美国食品药物管理局批准的常用感冒药。据称薄荷可缓解睡眠紊乱引起的多种症状。对痉挛、头疼、紧张、失眠、昏眩等有一定疗效。薄荷可制成药茶饮用。

## 罗马黄春菊

罗马黄春菊的花主要用于抗痉挛、消炎，制成药茶服用有一定的镇静作用，可缓解焦虑和失眠症状。

## 缬草

传统医学与现代医学都将缬草作为镇静药物使用。其根可制成泡剂，用于治疗失眠。市面上也有片剂出售。缬草是经科技认证的为数不多的药草之一。研究表明：缬草可有效改善睡眠，而且人服用后，无通常安眠药（如安定片）导致的不适感。有趣的是，一项研究发现这种药草可帮助吸烟者安然入睡。药草专家建议使用缬草治疗失眠、紧张、焦虑、头疼和肠道痉挛，科学研究则进一步证实了这一点。

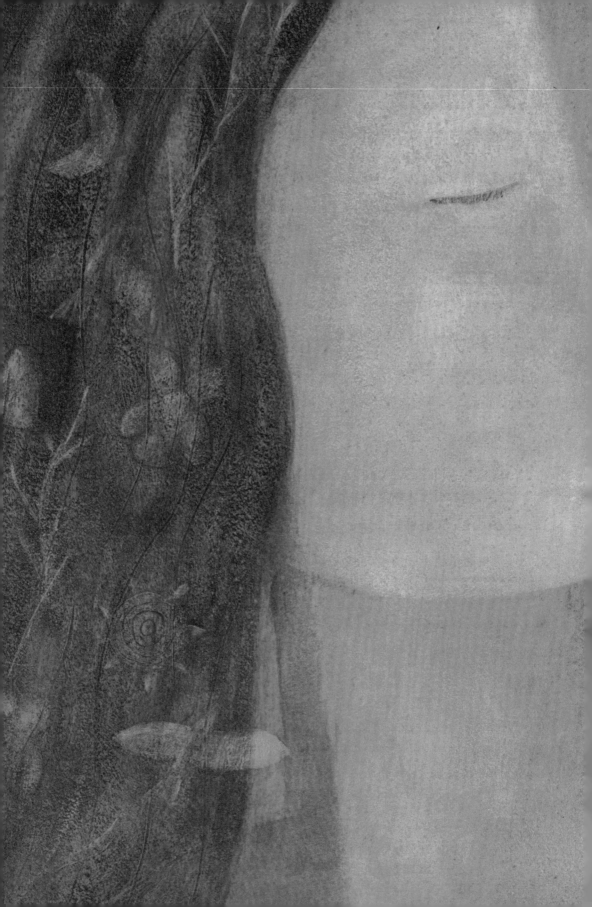

# 五、深睡眠的心理疗法

如果说大脑是加工各种想法的器官，那么心理则是赋予各种想法内容和意义的意识。我们已知道，某些睡眠障碍是由于大脑对一些生理周期的控制，如生物钟，我们对此无能为力。但另一些扰乱睡眠的因素则是人为产生的一些心理活动（如焦虑）所致。只要学会了如何放松心情、驱除杂念，这些困扰即可迎刃而解。

这一章，我们将吸取古今中外的睡眠技巧的经验，探讨如何准备养精蓄锐的睡眠。有些技巧——冥思——源于佛教、印度教和其他东方宗教里开悟的精神方法；另一些，如更现代的幻想法、催眠法等，则是动用了大脑的想象力和创造力来帮助我们提高睡眠质量。

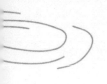

## 驱除烦恼

**无**法入睡时，总能归咎于身体的不适或更多时候是心理上的包袱。我们对自己说："我睡不着。""醒来时，脑子在疯狂地转。""我忍不住地想这想那。""睡眠之事使我忧心忡忡，不知会对我有什么影响。"等等。解决缺觉的一个最好的办法是"思维控制"。要想睡好，必须驱除那些困扰你的、让你焦虑的、容易醒来的念头。我们怎样才能不再去幻想如何改变使我们恼怒、困窘的过去？或者是躺在那儿，对未来感到心悸？

开始时，最好尝试换个角度看待引起烦恼的往事。我们中有些人对生活的看法容易扭曲。所有的事物非白即黑——任何特定的情形中，我们要么认为自己做得很漂亮，要么觉得干得一塌糊涂；而现实生活中绝大多数情形都是做得还行。给自己设定崇高目标，并努力分析为什么。比如，期望在考试中取得A，却只得了个B是好的（也是健康的心理）。但你也得学会接受并承认得B的事实。一个办法是用积极的语言鼓舞自己，消除消极语言。比如，如果是由于目标设定的过于理想化，你不停地抱怨自己没有做好，不妨在睡觉前对自己说："稍差一点也可以。"或者说："人无完人。"或者说："没有说我必须做到最好。"如果你每晚都重复你这种肯定心理至少10次，这个信息就会慢慢渗透到你的潜意识中去。一旦你开始接受了过去，你就会发现你对将来又有了一种新的信心。但如果你还是不停地担心会发生最糟的事，这个方法仍然管用，不过这一次这样对自己说："不管我担心不担心，该来的还是要来。"或者说："事情总是比我预料的好。"原则还是一样：用积极信息代替消极信息。

## 练习10：和平鸟

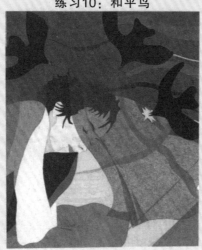

　　满腹心事，睡不着或者醒来后再也睡不着时，容易导致失眠。每晚专门留出约30分钟处理你的烦心事。写下你的烦恼以及第二天可以采取的措施，会好一些。然后，在睡觉前，做下面的练习，驱逐心中所有烦恼。

　　*1. 选一个舒适的地方坐下，合上双眼。注意力向内，集中在你的呼吸上。慢慢深吸气，直至放松。*

　　*2. 想象你身边围着一群黑色的鸟，它们绕着你飞翔，争相吸引你。这些鸟象征着你的烦恼——最大的鸟是你迫在眉睫的烦恼，以此类推。将注意力集中在最大的鸟身上和它所代表的烦恼。当它俯冲下来时，抓住它。感觉它是多么轻，问问自己：这么一个无足轻重的东西怎么就重重地压在你的心头。*

　　*3. 松开这只黑鸟，同时松开那个特定的烦恼。看着它越飞越远，颜色由黑变白，冲入云霄。*

　　*4. 在其他鸟身上重复这一过程，抓住的鸟越多越好。松开每只鸟后，停留片刻，享受一下你所体验到的轻松和宁静。*

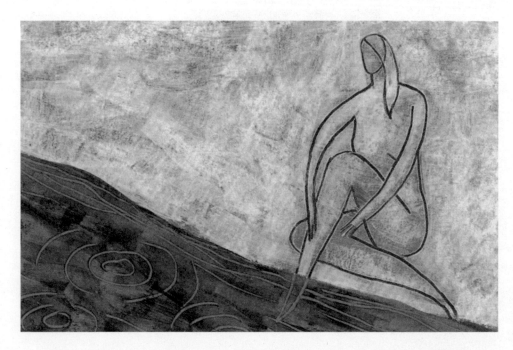

　　另一种有效的"心理管理法"则是尽可能客观地分析你的焦虑有无根据，你的看法是否错误。失眠的夜晚，人们很容易得出一些无事实根据的消极观点，比如，只关注事情的糟糕或不利的一面而对有利的一面压根儿看不到。或者因为你觉得你在某方面是一个失败者，就感到自己一无是处。如果正是这类想法使你在睡不着时产生愧疚感，那么下面的技巧会帮你正确对待你的焦虑。

　　假设你刚刚面试了一份新工作，正在等面试结果的通知。这段时间里，你的睡眠受到了严重干扰：你半夜不停地醒来，在脑海里一遍遍重复面试的情景。你感到你的表现糟糕透了，不可能得到这份工作。现在让你的思想回到面试上，并设想你是接见人。根据你的记忆把当时的情景回忆一遍，这次从一个经验丰富的理智的接见人的角度审视你的表现。比如，你可能觉得当时问薪水和奖金的事显得你太注重金钱，但接见人可能认为这类问题反映了你看重自己的价值和技能并期望与之相符的报酬。

这样做时，最好记下你的种种新的发现，你就可以衡量与你最初的评估相符或相悖的"证据"。做成两列，一列记下你对面试的印象，一列记下接见人或在场的其他人可能产生的印象或对整个面试的感觉。收集好这些资料后，试着做出各种不同的解释，从与你的观点一致到截然相反，判断哪种更为合理。你可能发现你的直觉是对的——你本可以做得更好——但你也可能认识到它并不像你最初想的那么糟。至少，以这种方式评估和分析一下你的焦虑可能帮助你更客观地审视这件事。这可以帮你改变扭曲事实真相的倾向，让影响你睡眠的焦虑成为过去。

# 释放怒火

发怒是一种损害身心的紧张反应。如果某些想法让我们发怒，我们的身体会做出相应反应：释放出肾上腺素、心跳加快、肌肉紧张。我们在这种刺激下随时都可能发作。这种情绪激愤状态与睡眠所要求的状态正好针锋相对。因此在入睡前化解怒气是十分重要的，否则我们会心烦意乱，无法入睡。

改善睡眠的方法之一便是确保一个常规的发泄渠道。怒而不发会引起严重的睡眠障碍，而睡眠不足又会加重这种强烈的情绪，令我们烦躁不安，容易惹是生非，从而形成恶性循环。那么，怎样消气呢？有许多方法可供选择。譬如，从事体力劳动，参加竞技体育运动，如壁球、网球，到体育馆去发泄或者学一门动作舒缓的武术，如太极（见第80~83页）。也许一些更为柔和的发泄方式对你更有好处，如瑜伽、冥思或幻想术。任何一种方法都将释放你的怒火，有利你的健康，当然同时改善你的睡眠。

一般来讲，避免在入睡前与人争论与冲突。但如果你一旦卷入其中，该怎么办？你可以将你的感受写下来，然后将写字的纸张撕毁，这样可以使你平静下来。不过，在暴怒时，如果别的办法都不行，你不妨重拳出击，在一个枕头上泄恨。

## 练习11：释放怒火

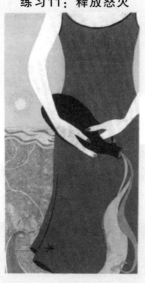

如果某件事情惹你火冒三丈，夜里合不上眼，这个练习可以帮你消除怒火，缓和心情。

*1.找一个小的、坚硬的物体，如一枚硬币或卵石。坐在舒适的地方，将硬币（或卵石）攥在掌心，用力挤压，同时从1数到10（你可能会发现你此时屏住了呼吸）。长长地出一口气，松开手中硬币（或卵石），从1数到5。重复挤压和放松过程3次。*

*2.将硬币（或卵石）放在手中，脑子里什么也不想，全神贯注于呼吸——慢慢做深呼吸，有规律地吸气呼气5分钟。如果某些想法浮上心头，置之度外——知道有此想法，但来去随它，不做任何反应。*

*3.慢慢反思你的感受。明白自己有权利发怒，但同时要明白生活中不如意事也是常有的，以一种建设性态度处理不良情绪。张开手，抚摸硬币（或卵石），然后把它放到抽屉中或壁柜里。至此，你的怒火已消失了。你已恢复了以往的平静。*

# 冥思的力量

冥思已在东方实行了几千年，它是一种有意识地让身体尤其是思想沉静下来，达到深度放松的过程。由于我们的睡眠很大程度上取决于我们未睡前的放松能力，因此很有必要在此小费笔墨讲一下冥思法。

科学认为，冥思进入深层次时的脑电波接近于轻度睡眠时的脑电波——这两种状态下都主要是alpha波在活动。虽然要达到这种状态需要一定的练习基础，但即使对初学者来说，冥思也是大有益处。冥思有时被称作"休息状态下的警觉"，看似矛盾，实则恰如其分，因为冥思的状态结合了睡醒两种状态的特点。睡眠时我们的心率降低、新陈代谢减慢、消耗的氧气较少、意识不到外部世界。这些状态同样符合冥思时的情景——除了一条：在冥思时，看似对外界无意识，实际上思想始终十分活跃。据称，瑜伽练到上乘时，冥思可以完全代替睡眠——不过，我不建议你这样做。

开始时，你可以在入睡前练习冥思以改善睡眠。下面的练习教你一步步地做睡前冥思——本例中你的注意力集中在蜡烛的火焰上，不过你可以使用任何使你"昏昏欲睡"的意象。每晚只需10~15分钟冥思，就可缓解一天的压力，让大脑进入睡眠状态。

### 练习12：烛焰的冥思

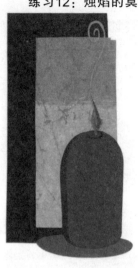

失眠最常见的原因之一是不能"关掉"疯狂运转的大脑。训练大脑不再紧张思考的办法之一是运用睡前单一注意点的冥思法。这个练习帮你将注意力集中到一团蜡烛火焰上，火焰不停地变换会使你产生深度放松。

*1.点燃蜡烛，放好，找一个舒适的位置，坐在蜡烛对面。肩膀放松，凝视火焰。目光柔和，不是盯着火焰，而是在凝视中穿过它，看向远处。*

*2.注意看火焰周围的光环。看火焰的边缘是如何升腾成一小团烟雾。稍稍眯上眼——这样一来，光束就像从火焰中跳跃出来，就像日薄西山时太阳的最后一道柔光。将这个意象与睡眠时间联系在一起。*

*3.闭上眼，想象温暖的光束充满你的意识。它是平和、安全、抚慰的。深呼吸几分钟，沐浴在内心的平静中。（如果你的心有旁骛，睁开眼，重新凝视真实的火焰，然后闭上眼。）当你心如止水时，慢慢睁开眼，轻轻吹熄蜡烛。你这时已很放松了，可以去睡了。*

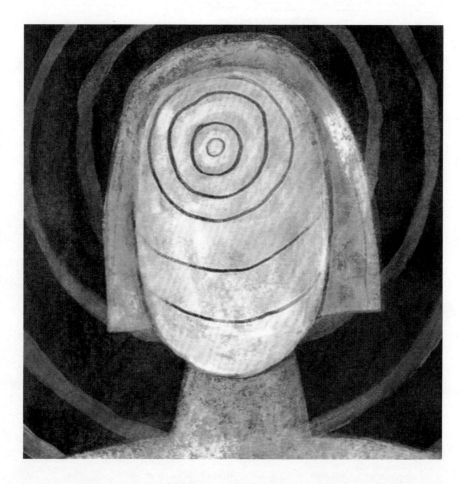

　　不过，在练习之前，记住将这一过程分为四步进行会对你有帮助。前两步最能帮你酣然入睡。第一步是准备——最重要的环境的准备。选择清静之处。作为睡前冥思，最理想的地方是你的卧室，这可以帮你安定和放松，也是最现实的地方，可能是房子里唯一不受干扰的房间。房间要整洁——如果你让大脑排除杂念的困扰，所在的环境也需干净整洁。到床上冥思是相当诱人的，但要抵制这种诱惑，床只能用于睡眠和做爱时！选一个沙发垫或者枕头用于冥思，坐到地板上。穿舒适、宽松的衣服，选择一个你无须费劲即可长时坐着的姿势（比如，两腿交叉，但没必要强迫自己采取打坐姿势）。

第二个阶段是实施——选择一个注意点。初次练习冥思时，有一个注意点可以防止杂念干扰我们的注意力。上述练习中使用了蜡烛火焰，不过你可以选择任何引起睡眠联想的东西：比如月亮、羽毛（羽绒被中的羽毛），甚至可以是字母Z！不管选择什么，一定不能与你的睡眠问题有关——比如，注意力集中在一个显示有你最佳睡眠时间的钟表，可能会适得其反地让你想起你每次都要到深夜才能入睡。选好冥思所用的注意点后，尽可能在脑海中再现它的每个细节。保留这个意象，直到所有的纷扰都归于平静，然后慢慢地让这个意象消失，涤空一切。如果你这样做尚有困难，各种想法又入侵进来，重新唤起这个意象，停留一段时间后再淡出。

高层次的练功者能达到冥思的第三、四阶段，也就是实现和转化阶段。在实现阶段，冥想者看得见宇宙的真相——我们以精神的形式存在于肉体中，肉体本身只是我们存在的载体，而非本质。而转化则是瑜伽人达到涅槃的行为——是精神境界的最高阶段，精神已突破了肉体的局限。当你为了改善睡眠开始练习时，记住：我们的实质是精神，我们可以超越物质世界中所承载的包袱，但也不必被这种哲学搅得焦头烂额——接受它就行了。

# 宇宙模式

东方的冥思通常把曼陀罗（坛场）和具（印度教和佛教坐禅时所用的线形图案）作为可视的宇宙模式，并将其牢记在心，作为心眼的中心。曼陀罗形式各不相同，从一个简单的圆（中心有个点）到极为复杂的几何图形，有时又是带有各种人物像的充满宗教或精神象征意义的图案。具则不含任何人或动物的形象化——相反，它们以纯粹的几何图形象征宇宙。在改善睡眠方面，曼陀罗和具作为冥思时的注意点。这些谜一样的图案可以吸引我们的注意力，使我们的心思不再纠缠在烦恼上，帮助我们平静下来，最终睡着。

瑞士心理分析学家卡尔·荣格（1875—1961）注意到他的一些病人，原本不具备东方神秘学所必需的知识，却开始画类似曼陀罗的图案。这使荣格想到曼陀罗和具是来自"集体无意识"的宇宙符号，代表心理的原始状态。显然这些图案存在各个文化中，它们以不同形式出现在北美印第安人的沙子画中，基督教堂的玫瑰窗上，并且出现在大自然中，如雪花和多瓣花。下面的练习教你创造你自己的曼陀罗或具，并把它们作为睡前冥思的注意点。

### 练习13：创造你自己的睡眠曼陀罗

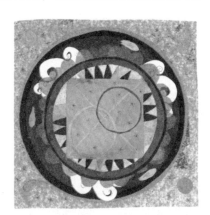

如果让你设计一个你自己的曼陀罗或具作为冥思中的注意点以促进睡眠，你会在有意无意中创造一个对你有象征意义的图案，更易接受它。当你设计好了你的曼陀罗或具，写上名字和日期，将它挂在抬头可见的地方，这样可以在脑海中形成它的意象。

1.拿一大张纸，在中间画个圆。在圆圈内添加一些几何图形，做成你的宇宙图案。仔细挑选颜色，选择悦目的蓝色或绿色等主要的放松色。

2.随你心愿在圆圈内添加图案，但要记住曼陀罗的目的是帮你改善睡眠，你的设计必须反映这一主题。比如，你可以画上闭着的眼睛，星星或乐谱（用于提醒你最喜欢的放松音乐）。

3.作为冥思的辅助品，将你设计的曼陀罗放在与你坐着冥思时的视线持平，距离适中的地方。坐在沙发垫上或枕头上，合上双眼。将注意力集中到呼吸上2分钟，使身心平静下来。然后张开眼睛，全神贯注于你的曼陀罗。

## 睡眠幻术

古代冥思中最重要的一点就是幻想术。在这一过程中，我们在心眼中看到的各种情景、物体、人或行为历历在目——意象越是清晰生动，幻想术越是有效。幻想术用于改善睡眠有两个原因。第一（也是最具体的），幻想将我们的思想集中在具体的事物上而不是对睡眠的焦虑上；第二，作为冥思的一种形式，幻想调节我们的呼吸，降低心率，促进放松。

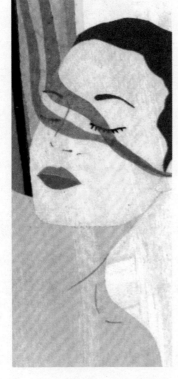

幻想在改善睡眠中的最有效的功用是引发睡眠。如果我们在心眼中为自己创造了最佳的睡眠地方，当我们想入睡时，我们就会寻找这个地方。同样，当我们夜里醒来，再难入睡时，可以使用这一方法。首先，想象最能放松的一个地方。可能是你真的到过的地方，如你曾度过一个慵懒的下午的那片静谧的林中空地；或者你想象中地球上最放松的地方，如僻静的热带海滩。闭上眼睛，深呼吸几分钟。尽量驱除各种纷扰思绪。想象一个让你放松的地方，尽可能地想每一个细节。让我们假设是一片林中空地。你周围是什么树？这片空地是绿荫斑驳还是沐浴在旭日中？树叶、小草和其他植物的颜色是哪种绿？

你能闻到潮湿的泥土气息吗？能听到鸟的歌唱吗？想象这个地方所有的美。

幻想你自己正安详地躺在这个地方。感受身下大地母亲的呵护。现在集中思

想听一种声音——如果是鸟的歌唱，想象那种催你入眠的乐调，就像小时候

妈妈的催眠曲。感受皮肤上阳光的温暖——你正沐浴在金色阳光中。深呼吸，

每一次都想象你正睡得越来越深。现在你已经沉入了梦乡……

## 磨炼你的观察力

成功的睡前幻想在于提高你的观察力。从小处开始培养。吃饭时，

既要饱口福又要饱眼福。注意所有盘中食物的颜色，细细体味各种滋

味（如果我们动用所有的感官营造一个意象，就会极大地提高幻想的

效果）。上下班的路上看看周围的建筑——每幢建筑物有何用途？是否

有有趣的"标志"物，如一个古香古色的邮箱，一个报刊亭，一个花

摊。你能辨认路旁的树或花吗？你知道上下班路上所有的街道名称吗？

你可能会惊奇地发现多少细节都在你匆匆上下班时，在你沉浸于各种

思绪时一闪而过。这种方法可以培养你的观察力，使你的睡前幻想更

生动更现实化。

# 暗示的魔力

据称，古埃及人和希腊人让病人进入昏睡状态，认为这样可以更快地治愈；而非洲和美洲的部落文化中则长期借助鼓声和舞蹈达到催眠效果。自从18世纪末奥地利物理学家弗兰兹·安登·迈斯莫发现催眠现象以来，西方医生和精神病学家使用催眠术鼓励病人自我治疗已有几个世纪的历史了。催眠术主要是向病人暗示他们能够做到。

19世纪，詹姆斯·布拉德首次对催眠术进行了科学调查。他指出催眠是一种"神经睡眠"，这种睡眠形式与自然睡眠类似，不过病人要把注意力集中到催眠师身上才能出现催眠。然而，早些时候的研究表明，经催眠受试的脑电波十分接近其他人在清醒时的脑电波。

现代催眠术是将病人置于一种深度放松状态下，各主要器官功能暂关闭。催眠师将积极的暗示信息输入到病人的潜意识中，这些暗示在病人昏睡中和清醒后都对他们的感知和行为有一定影响。

已证明，催眠可以成功地治疗引起失眠的某些常见的原因（如疼痛和焦虑）。虽然催眠能否直接促进睡眠尚无研究，但不妨试试直接催眠法，催眠师可能给你某些暗示，比如，睡前一杯热牛奶确实对睡眠有效，它能使你头一沾枕头就呼呼大睡，并能保证你养精蓄锐，享受高质量的睡眠。

## 练习14：引诱自己入睡

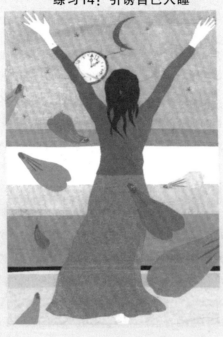

如果你不方便看催眠大师，下面的练习教你自我催眠，提高睡眠质量。（注意：有精神疾病的人士在自我催眠之前应征求医生建议。）

1.选一个舒服的姿势躺在地板上，手放在身体两侧。全神贯注地呼吸，完全放松时感觉到你自己沉入地板中了。

2.凝视天花板上某一点，做5次深呼吸，一次比一次长。每次呼气时，对自己说："我可以睡觉了。"

3.想象你自己下了10级楼梯，进入到一个美丽的卧室里。下楼梯时，从10数到1，寻找越来越放松的感觉。看着你自己躺在华美的床上，深陷在柔软的被褥里。对自己说："我睡得好香。"在你的心眼里你渐渐沉入梦乡。将注意力集中到沉睡中的你，做深呼吸。

4.对自己说："数到3时，我就会醒来，感觉完全放松，可以去睡觉了。"数3个数。慢慢站起来，上床睡觉。

## 声音促眠

在早期睡眠实验中，受试者按要求睡在无声房间里。我们可能会认为沉寂是睡眠最佳的声音环境，但研究者发现沉寂对受试者的睡眠产生了不良影响。仔细分析会发现，早期研究的结论非常符合逻辑。我们生存的每个阶段都处在声音的包围中。在母亲的子宫里时，听力成了最早发育的器官之一，随着我们的成长，羊水和妈妈的声音使我们感到舒畅。成人后，即使我们花上几分钟时间回味我们说的"沉默"，其实我们所指的是暂时逃避噪音的干扰。但毫无疑问某些噪音仍然存在——传来某个孩子的声音，马路上的嘈杂，小鸟的啁啾。

所以，虽然我们可能认为卧室应该隔音，我们真正需要的是离开让人心烦或不安的噪音。当然，现实生活中有许多解决办法，如修复叮当作响的门插，但其他烦人的噪音——如，邻居的狗叫声或者同一幢公寓里举行的聚会——却不是我们能管得了的事，因此很难阻止。在这种情况下（如果我们有严重的睡眠障碍），不管是为了淹没干扰我们的噪声也好，还是为大脑寻找另一个注意点也好，或者只是创造出睡眠所需的情绪，播放我们自己的催眠声音在此时真是再好不过了。

什么声音最能使我们放松，因人而异，不过受大多数人欢迎也最易得到

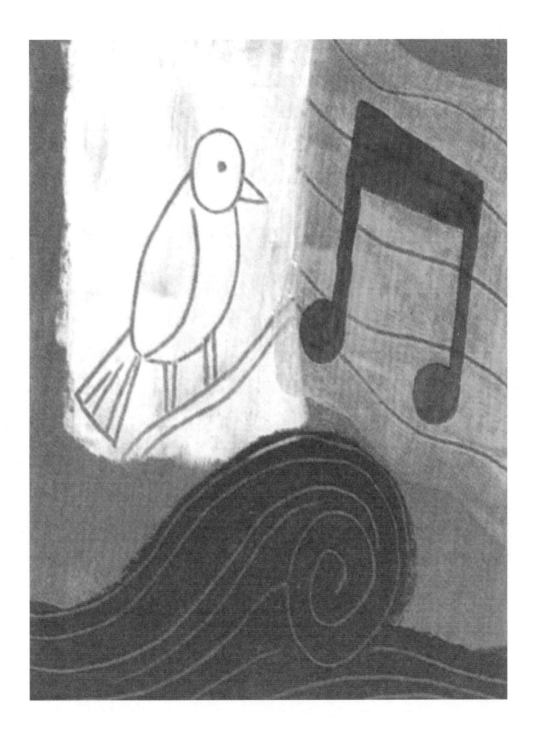

的声音之一就是音乐。如果你喜欢听音乐，何不挑选一套专门在睡前听呢？如果你有录音机，自己编辑一段更好，录下一组让你逐步放松的乐曲或歌曲——柔和的旋律使我们的感官舒适放松，消除身体上的疲劳。找一个舒适的地方，如起居室的沙发，坐那儿听（虽然躺床上的想法很吸引人，但有些人认为这并不好——比如，电子产品的辐射会使卧室里的能量失衡，影响睡眠。）

　　大家都习惯于把音乐当作背景，但如果你听音乐是为睡眠做准备，就要积极地去听。沉浸在音乐中，让音乐走到前台来。尝试不同的组合，从中发现最能帮你入睡的一组。

## 歌声中的婴儿

　　很少有人认识到母体中的胎儿对声音已很敏感。最近的实验表明，母亲妊娠期间播放同一首歌，胎儿就会把这首歌与子宫的安全联系起来。当婴儿出生后，听到同一首歌，熟悉的声音会使他（她）得到抚慰，有利于婴儿的睡眠。

## 常规与仪式

陌生的东西会使大脑警觉——同时分泌出紧张激素，而常规则使大脑平静下来。睡眠一部分是后天行为，长期与睡眠相联系的环境可以促进睡眠。常规提供了促进这种联系的基础。

我们每个人花多少时间完成睡前常规事项因人而异。对大多数人来说，这是一种自动的、几乎是机械性的阶段，在这期间，我们洗浴、刷牙、换睡衣、上床、然后可能读几页书。常规中也可能包括祈祷。然后是熄灯，我们期望大脑能认识到这是思想关闭、放松、入睡的时间。

然后，对多数人来说，睡觉通常不是这么简单。许多人无法停止思维，有时甚至需要复习一下我们是婴儿时所学到的——床是睡觉的地方，不是思考的地方。巩固这一概念的方法之一是给自己一段时间再试着入睡，用这段时间尽力处理未完的事。首先，这可不是让你在床上读书！虽然我们可能发

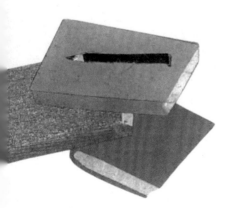

现在床上读书是一个令人放松的娱乐，因为这样可以迫使我们的脑子想与当天的烦恼无关的事。但读书占据了我的注意力，使大脑远离了睡眠目的。床不是集中精力的地方——它是用来睡觉的（除了做爱），只能用于睡觉！

因此，睡前仪式应该是有意识地清净大脑、为睡眠做准备的活动。首先，在纸上记下

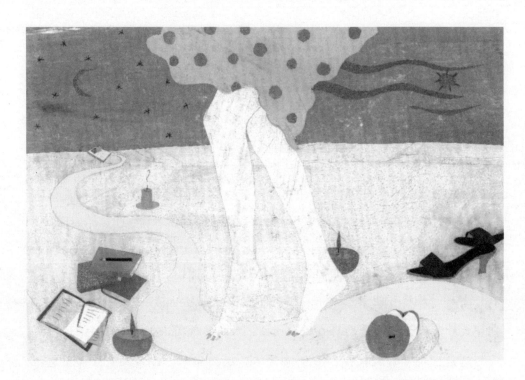

干扰你的任何事情，然后把纸叠起来，丢在一边，将这件事忘掉，留到明天再说——你记下的任何事都最好在一夜酣睡之后再解决。做好睡觉的准备，运用冥思法或幻想术摆脱所有的杂念（这本书中的任何一种做法都有效）。如果有什么想法浮上你的脑海，让它们一闪而过，不要多想。只有在你感觉可以睡觉了时才能上床睡觉。

当然，不只是成年人需要入睡前的常规活动。孩子们也经常难以入睡，发现睡前仪式大有帮助。建立一个可预测的常规模式——比如，洗浴或者冲澡，然后换上睡衣，做任何放松的运动半小时。没有什么通融——半小时后，必须睡觉！

## 梦的实质

这个主意看来不寻常，但在我们的能力之内完全有可能用睡眠改善睡眠。我们已经知道，REM睡眠也称做梦期睡眠，不过REM睡眠和做梦的区别类似大脑的物理结构和我们的思想意识之间的差异。换句话说，大脑的活动可以客观地测量和观察，而梦则是独特的、高度主观的、不可计量的精神经历。许多人认为这些精神经历为我们进一步了解潜意识提供了良好的机会，而这些了解使我们掌握更多的关于自身的知识，有利于我们的全面发展。另外，我们已知在睡眠的重要阶段中，做梦期是第二个阶段，因此促进梦境的形成并研究它们不仅可以提高我们对自身的了解，而且可以使睡眠模式中这一重要阶段得到最大限度的发挥。

人类从无历史记载时起，就对梦有着深厚的兴趣，而著名精神病学家弗洛伊德（1856—1939），则是第一个明确地宣称梦是"探究潜意识的忠实的途径"——进入思维的非意识部分的方法的科学家。（弗洛伊德的同代人，瑞士的卡尔·荣格，却认为某些梦是对于整个种族所有记忆和经历的某种表达，而这种知识库是我们每个人所据有的。他称这种知识库为集体无意识。）

20世纪90年代，波士顿Tufts大学的厄内斯特·哈特曼通过受过创伤的人群对梦境的回忆收集数据，指出大脑在清醒时受到各种刺激的轰炸，负荷过重。

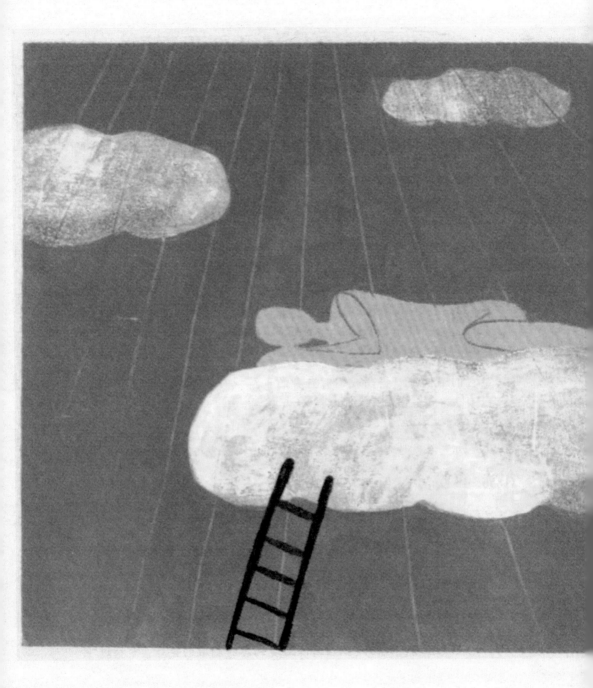

而做梦的主要功能则是使大脑平静下来。他认为，在做梦过程中，大脑中形成了各种深层次的交叉联系（这在清醒时是做不到的），由此消除能量，使大脑得以"宣泄情怀"。他暗示通过增加产生于大脑的交叉联系数量，可能有助于进一步巩固记忆。大脑能量的释放也可能会刺激大脑在梦中以暗喻方式重现清醒时的强烈情绪或忧虑。比如，深受创伤的人所经历的恐惧在梦中会表现为"逃离巨浪"等事件。

## 捕梦器

北美洲的土著部落 Ojibwe 有一个风俗，就是把称作"捕梦器"的箍放在婴儿摇篮边，以这种方式保护他们不做噩梦。捕梦器源于一则古老的神话，据说太阳女神 Asibikasshi（蜘蛛女）在婴儿睡觉的地方织网，过滤出噩梦。当部落分散开后，Asibikasshi 没办法接近每个孩子，于是妇女开始自己制作捕梦器。她们用柳枝做箍，圆形代表太阳，中间交叉着植物纤维做的"丝"。网固定在箍的八个点上，代表 Asibikasshi 的八个脚，网中有个小洞，让好梦通过。

弗洛伊德、荣格和哈特曼的工作是当今许多精神分析学家和心理分析学家从事压力调节研究（其中一部分包括改善睡眠）的基础。研究梦所传递的潜意识可以更好地了解我们自己，从而解决清醒时影响我们睡眠的各种问题。本节的练习可以帮你生动地回忆你的梦。

　　不过，梦境线索的意义在哪儿呢？掌握了这个技巧，许多人希望通过梦境，从潜意识中寻找解决清醒时的某一问题的方法。要将你的梦导向改善睡眠上来，冥思几分钟，找出一个对你来说代表深度放松或使你精神振奋的梦的意象来。比如，想象在一个宜人的夏日黄昏，你正在花园里苹果树的绿荫下惬意地休息。让这个意象在头脑里停留片刻，尽可能地幻想所有细节。你能感觉到和风拂面吗？你闻到的甜甜的香气来自何方？注意到你感觉如何心满意足而悠悠欲睡。在你脑中记下这个绝美的安宁意象，告诉你自己这就是你每天入睡时所希望的。这个练习会将你引入梦境，你的潜意识也许会建议别的改善睡眠的方法。

## 练习15：如何回忆梦境

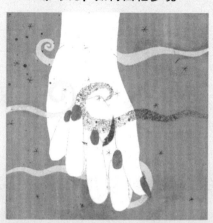

多数人只记得梦的大概，不过通过练习回忆出更多的细节不无可能。坚持这个练习一周，每晚一次——它会帮助你发现所有重要的、重复出现的主题。

*1.在入睡前，把笔和纸放在床头触手可及的地方。回顾一下白天常出现的各种念头。*

*2.准备睡觉时，放松，清除一切杂念，让各种思想划过脑际，不假思索，自然入睡。*

*3.如果半夜醒来，记下你做的任何梦，尽可能详细。如果记个轮廓更易表达梦的内容的话，也可以只写个大概。*

*4.早上醒来，写下能回忆起来的所有梦境，记下主要的感受、人物、地点、事件等。*

*5.分析你的梦境报告，看有没有什么特别的主题。*

*6.比较梦境的内容和前一天脑子里的想法，记下任何明显的联系、巧合、符号等。这其中的联系可能会使你吃惊。*

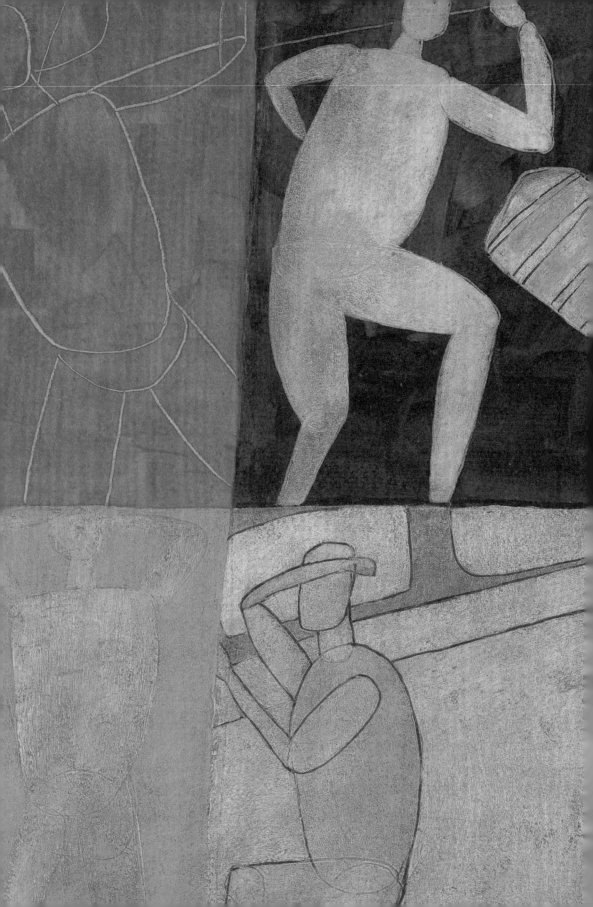

# 六、克服睡眠障碍

上述许多技巧主要用于帮助那些只需稍做努力，即可改善自然睡眠的人群。然而，我们中还有一些人的睡眠受到"睡眠紊乱"（一种影响正常睡眠的可临床诊断出的症状）的严重干扰。睡眠紊乱的确诊可能要经过好多年，这主要因为有太多的扰乱睡眠的因素属于情感或环境方面的原因，医生没有时间为病人分析引起睡眠障碍的所有可能的原因。然而，睡眠紊乱是一种严重的疾病，病人通常极度虚弱。所以，下面我们将帮你识别一些最常见的睡眠疾病的症状，如失眠、梦游、噩梦以及更为严重的睡眠中呼吸暂停症，并提供一些切实可行的建议帮你应付诸如此类的情况，如果可行的话，如何应用自救技巧缓解这些症状。同时我们谈谈由飞机时差或轮班造成的失眠，最后是当伴侣的睡眠障碍使我们彻夜难眠时的一些小技巧。

## 失眠的概念及应对方法

考虑如何克服失眠之前，很有必要搞清楚到底什么是失眠。词典对这种紊乱下的定义是"长时间不能入睡"，但这类定义谈的只是些皮毛问题。

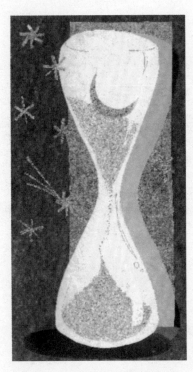

从根本上讲，我们必须记住睡不着和失眠不是一回事。睡不着描述的是一种状态，几乎人人都能理解：某个时间段里某人想睡觉又睡不着。这种白天夜里都可能发生——比如，假设某人想在下午小睡一下却又睡不着，或者父母在睡觉时被小孩子弄醒，然后再也睡不着了。而失眠，指这样一种状态：某人原来睡眠很好，现在却长时期（至少几周）难以入睡。

已有三种失眠被证实：心理生理型失眠、气质型失眠和睡眠状态感知错误。最常见的是心理生理型失眠（又称条件反射型或后天失眠），通常是由生活中的某一事件引发，如失去亲人或工作。Bootzin刺激控制过程（见下页方框）可帮助这类人克服这种紊乱——特别是在他们同时能够处理所列问题时。比如，如果失眠者对他们的睡眠深感担心，担心引起的焦虑感进一步加重失眠症状，情况只能更糟。包括深呼吸、冥思、按摩和芳香疗法在内的放松技巧——所有这些本书都有描述——可以减轻心理压力，打破这种由担心睡眠不好引发的恶性循环（这种担心本身导致睡眠更糟），从而使身体放松，进入睡眠状态。另外，把卧室重新布置一下或干脆把床挪到另一个房间去。条件反射引起的失眠特点是床，有时房间与睡不着联系在一起，所以，改变卧室在某种意义上可以消除睡眠的一种心理障碍。

气质型失眠，也称童年开始的失眠，是跟随人一生的一种失眠状态。患这种紊乱症的人身体都较好，没有明显的生活事件导致其失眠。睡眠状态中的异常EEC读数使科学家相信气质型失眠是由于大脑中的睡–醒中枢（见第26~27页）运转失灵所致。不难理解，治愈这种紊乱症是很难的。使用常规技巧（参看环境、身体和心理健康）优化睡眠状态是重要的，但目前，气质型失眠症尚需药物帮助入睡。

## Bootzin 刺激控制

美国睡眠专家理查德研制出了治疗条件反射型失眠的综合技巧。下列步骤可以帮助 20~60 岁的失眠者。

只在瞌睡时才上床

床只作睡觉和做爱用

20 分钟内睡不着就下床，干点别的事情

瞌睡时才回到床上去（如果有必要，再起来）

设定闹钟每天定点叫醒你——不要赖床

白天不要小睡

第三种失眠，睡眠状态感知错误，是经诊断得出的：当EEC读数显示某人看来睡着了，而他其后却称自己醒着。关于这种类型的失眠所知甚少，实际生活中甚至很少有人认为这是一种睡眠障碍。那些患有此类症状的人，都极为虚弱。如果你是这种人，首先想想为什么你认为自己没有睡着。是因为你的梦生动形象如同真实生活一样吗？睡觉前，试一下幻想术（这可能对心理生理型失眠者也有帮助）。做好睡觉准备后，很舒服地坐在床边地板上。闭上眼睛，从脚开始，往上一点点地绷紧、放松肌肉组织。当你"释放"每组肌肉时，想象身体的那部分正沐浴在一束白光中，又安全又温暖。当全部身体在你的幻想中融在白光中时，停留几分钟，张开眼睛，上床，在脑海中重复你全身都沐浴在白光中的情形。时间一长，你就会甜甜地睡去。

努力打破任何类型的失眠引起的恶性循环时，关键是写日记（见第18~19页）找出那些可能加重失眠的生理或心理因素，同时发现睡眠上的哪怕是点点滴滴的进步都可以鼓舞我们。有了坚持写日记的习惯后，接下来就是回到最基本的东西上去。按时睡觉按时起床。避免烟酒咖啡因。睡觉前3小时不剧烈运动。同时，卧室注意遮光，挑选能促进睡眠的床（见第48~52页）。

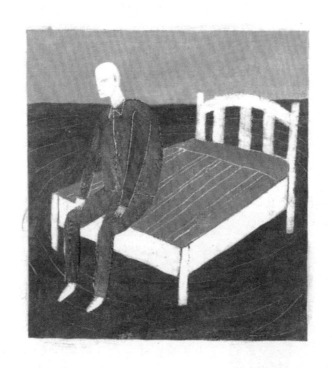

结束失眠话题之前，了解失眠和抑郁症的关系十分重要。医生给许多抱怨睡眠障碍的病人开一些抗抑郁药，这样做可能有两个原因：医生不愿开安眠药物，担心病人产生药物依赖性；第二，医生受的教育告诉他们失眠和抑郁症有关（而诊断时间之短不足以寻找各种可能的因素）。

其实，这两者之间并没有直接联系。我们情绪并不沮丧时，睡眠障碍会使我们情绪低落；而我们沮丧时，失眠反倒能改善我们的情绪！研究表明，在引起抑郁症的生理原因方面，REM 睡眠期是最为复杂的一个因素。有意减少睡眠，比如，一夜只睡4小时，会产生抗抑郁效果。这可能是因为减少了凌晨的REM 睡眠量。我们抑郁时就会失眠，也许是因为大脑缩短了做梦期睡眠，将这个时间用于对抗抑郁症。

## 夜间马拉松

我们都曾有过这种感觉：得做点什么——甚至于如果不做点什么，就会感觉疲惫。我们说不准什么时候就会躁动不安，对这种现象尚无科学解释。这种情况在睡眠上表现为一种综合征"不安分的脚"，这类人之多令人不可思议。患了这种睡眠紊乱的人，腿部有种怪异的感觉，像有虫子在上面爬一样。

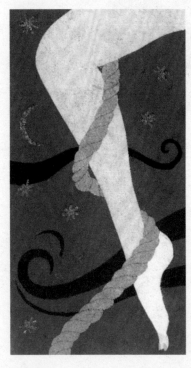

这种不适使人难以入睡，不得不下床四处走动。3%~8%美国人受"不安分的脚"的困扰，而30%的人饱尝风湿性关节炎之苦。15%的妇女在怀孕的最后几个月有此症状，所幸的是，孩子出生后，这种症状通常就会消失。

当然，"不安分的脚"本身并无大碍，但可能使人睡不着，甚至失眠，而这种反常行为可能使人身体虚弱。如果你患有此类症状，睡前轻轻揉搓腿部肌肉，持续按摩两三个小时。两手并用，轮流拍打两腿。虽然并没有什么科学证据表明，睡前按摩可以消除此种综合征，但按摩确实有助于刺激肌肉，消除紧张，从而更加放松、安宁。

不幸的是，8%患"不安分的脚"的人同时患有周期性肢体运动症（PLMS）。有这种症状的人，四肢，通常是两腿，大约每隔30秒钟抽搐一下。

PLMS影响我们的睡眠，但还能睡着。不过，它对睡眠的干扰却是非常大的，表现在第二天我们感觉就像是跑了一夜的马拉松！更糟糕的是，它可能会干扰我们的伴侣的睡眠。

医生尚不能确定"不安分的脚"和PLMS（也可单独产生此病）的病因所在。目前认为，缺乏铁、钙，及过量的茶或咖啡可能是诱因。

最后，不宜将"不安分的脚"和PLMS与"夜间痉挛"混为一谈。"夜间痉挛"是小腿或脚突然肌肉收缩引起的痛苦体验，不过这种痛苦持续几秒钟后自行消失。

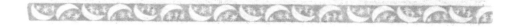

## 控制不安分的脚

治疗"不安分的脚"和 PLMS 没有什么立竿见影的办法，不过，几个简单的原则可以帮我们最大限度地控制它们，不因它们失眠。首先，检查一下你摄取的咖啡因——咖啡因与"不安分的脚"之间有很大关联，可能原因是咖啡因降低了我们对铁的吸收。其次，减少饮酒量。第三，经常运动，并天天记录运动和身体状况的情况。睡前 3 小时避免运动。最后，不安分的脚大多发生在傍晚和前半夜。如果可能，延迟到半夜再入睡，一直睡到第二天上午 9~10 点。

# 深度睡眠的恐惧

**19**世纪，爱丁堡物理学家约翰·波利多利写了一篇关于梦游的论文。梦游可能是最常见的深度睡眠紊乱。奇怪的是，1816年他在日内瓦跟文化界人士在一起，这些人中有玛丽·雪莱和拜伦等人，那个夏季，他们在一起写鬼故事——最著名的是弗兰肯斯坦（玛丽·雪莱）。波利多利观察到笼罩大脑的任何东西，如酒精或者睡觉时脚比头高等，会增加梦游的可能性。他这一点是正确的。不过，他的治疗方法——全副武装的仆人用鞭子使梦游者醒过来，或者床周围全是冰冷的水——现在都不提倡了！

梦游时会有一些时间长、相当复杂的动作（有些不可思议的故事记载了有些人半夜起床、穿衣、钻进汽车、驾驶了100多公里才醒过来！）这种情况在孩子身上更为常见——也许是因为他们的大脑正在发育。最令人惊奇的是，梦游人可能对他们起床的事没有一丁点记忆，将他们唤醒十分困难，虽然这样做没有什么危险。

几乎毫无办法阻止梦游的发生，唯一能做的就是确保梦游人不伤害他们自己。去掉一切梦游人可能会撞上的物件；如果他们有某种恐惧症，如害怕蜘蛛，在卧室的出口悬挂塑料蜘蛛，使他们不会走远。虽然听起来有点离谱，但这个技巧已证实是成功的！

夜间恐惧不等于噩梦：噩梦发生在REM 睡眠期间，而夜间恐惧是深度睡

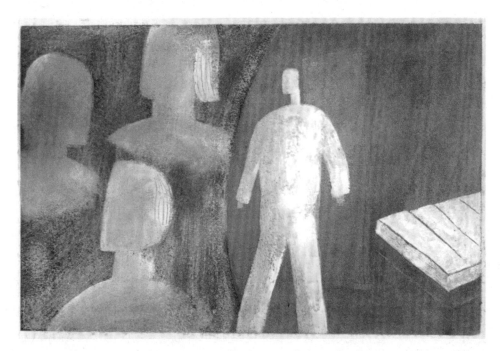

眠的一个表现。因为某种原因，大脑中枢能够在不惊醒睡觉人的情况下启动恐惧表达功能。夜间恐惧通常以一声刺耳的尖叫开始，伴随着一些恐惧的生理特征：心跳加速、呼吸加快、出汗、瞳孔放大。

和梦游一样，夜间恐惧多发生在孩子身上。一小部分成人也有这种情况发生。重要的是，我们要记住，这种状态不会造成身体或心理上的后果——如果你已为人父母，你的孩子出现这种情况，你可能比你的孩子还要忧虑（你的孩子可能压根就不记得有过这回事）。没有什么办法预防夜间恐惧，不过可以延长睡眠时间来减少深度睡眠的强度。傍晚小睡也可以"减轻"深度睡眠。睡觉人要半个小时后才能从夜间恐惧中醒过来——父母最好的办法是在孩子产生夜间恐惧时陪伴他们就行了。

## 做梦期睡眠的恐惧

**我**们已知道，夜间睡眠时做梦期睡眠是由频率逐步加快、时间逐渐延长的几个阶段组成的。我们也知道可以利用梦境改善睡眠和增进健康。但如果所做的梦正是导致失眠的原因呢？如何对付噩梦？

噩梦通常发生在青春期前的儿童身上，当然，和梦游、夜间恐惧一样，少数成人也经常做一些苦恼的梦。这种梦时间长、情节复杂、越来越可怕。当事人通常在REM睡眠阶段完全醒过来，所做噩梦历历在目。

长期的压力、创伤及一些常见的冥思（如控制血压和惊慌的β–障碍法）会引发噩梦。一些研究人员认为噩梦是睡眠中呼吸暂停症（见第140~143页）的产物——我们在入睡时感到惊慌，担心不能呼吸，梦境里就会出现可怕的场面（如陷阱之类）。不过，更多时候，噩梦是由内心深藏的情感重负造成的。从这个角度来看，我们可以把梦理解为潜意识发出的催促，要我们注意

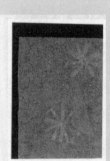

内心的自我。虽然噩梦通常无害，但它们如此吓人，足可以让当事人不敢入睡。下面的练习提供了解除睡眠恐惧的技巧。

## 练习16：讲出噩梦来

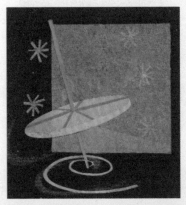

要对抗噩梦里的恐惧，可以将梦展开，克服这种体验。要达到这一点，噩梦必须是"清晰的"（我们需要清楚我们是在做梦，这样才能和梦打交道）。运用S. La Berge发明的旋转技巧，就可以消除噩梦。

*1.上床睡觉之前，静静地坐下，告诉自己你将全神贯注于你的梦。做梦时，尽量研究梦境里的物体、行为和场景。看它们是怎样的离奇、不真实？掌握这个技巧可以使梦境更清晰。*

*2.一切清楚后，延长你的梦，超出你通常醒来的时间。开始"旋转"。伸出梦的手，像陀螺一样在梦的场景里自由旋转。在旋转过程中，告诉自己下一个要看见、听到、接触或闻到的将是噩梦。*

*3.噩梦开始后，正视你的恐惧。和它对话（即使它以非生物形象出现——即将淹死你的巨浪或倒塌中的墙）。问问你的恐惧为什么会出现在你的梦里。设想它变成了友好的形象——一个威胁你的陌生人变成了保护你的朋友；巨浪变成了拍打海滩的细浪；墙消失了，展现出一片宁静的画面。当你将意象转变以后，离开你的梦。噩梦不大可能再出现了。*

## 睡眠麻痹和嗜睡发作

每夜REM睡眠阶段出现全身肌肉麻痹是非常正常的（见第36~37页）。偶尔——近一半的人一生中只有一次——在麻痹现象未消退之前醒过来。这种毛骨悚然的经历意味着我们醒来一两分钟内发现自己一点也动弹不了。睡眠麻痹使得当事人如此一动不动，以至于维多利亚时代的许多人在遗嘱中叮嘱家人，在埋葬他们之前把他们的手腕切下，以免他们可能被活埋。（睡眠麻痹竟被错认为死亡！）

尽管这种经历很吓人，其实睡眠麻痹一点危险也没有。不过，这种情况会吓得人不敢入睡。这种体验具有遗传性，尚无有效办法治疗，所以我们必须明白，（如果发生这种事的话）在我们一生中这种事不可能有第二次。如果真的出现这种情况，麻痹现象不会是永久的。

正如睡眠麻痹没法治疗一样，它同样没有明显诱因。但是，一部分人较之其他人更易出现这种情况。这些人患有一种称作嗜睡发作的综合征。这种人不是不能入睡，恰恰相反，他们突然不可控制地入睡——入睡前常常肌肉完全无力，出现幻觉。嗜睡发作其独特之处在于它开始于REM睡眠阶段而不是结束于REM阶段，这表明它可能与睡眠控制中枢失灵有关。这种紊乱症状极其罕见，通常发生在青春期后期或成人早期，且遗传的可能性很大（嗜睡发作者的近亲患此病的概率是其他人的60倍）。

这种综合征看似无害，却能极大地削弱人的能力——不只是因为随时都

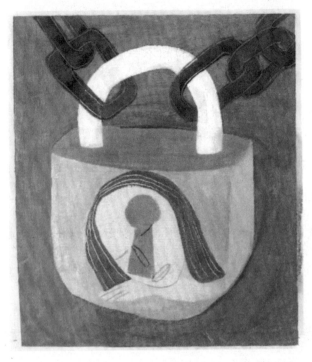

可能睡着的情况所含的社会意义。更糟糕的是，这种症状通常要几年后才能诊断出来。其中一个最明显的特征是强烈的情绪会突然引发这种疾病，如被电影的情节所激动或正在做爱的时候睡着了。

传统医学通常建议这种人服用一些处方药治疗嗜睡发作，不过，小睡也很有效。这种人应有计划地每天白天小睡3~4次，每次大约20分钟（不要超过30分钟）。醒来会感到精力充沛（不过要记住，需要几分钟的时间才能完全清醒），这样会大大减少不合时宜的睡眠。坚持小睡治疗法意味着你需要在工作时小睡几次（寻求同事的支持，请他们给你提供合适之处），同时，自然在家也需小睡几次。

# 与时间不一致

生物钟及它在大脑中与视觉神经毗邻的位置决定了我们的睡眠与日出月落的周期同步。但是，设想一下，如果生物钟与时间不一致——地球上其他生物24小时一个周期的生活模式和我们不再相干，我们的生物钟自行设定睡–醒的时程表，生活将是多么困难？有许多紊乱，称作时间紊乱，这种人的生物钟走得或快或慢或无规律。主要的三种紊乱是延迟、超前或非24小时寤寐周期综合征。

青春期少年的生物钟大多是延迟型。这种人直到深夜还是精神振奋，到中午才能睡醒。在依赖外物刺激的社会里，延迟型可能导致对咖啡因或尼古丁的依赖性，因为需要这两种药物去保持早晨的清醒（他们的生物钟认为这时候应继续睡眠）。最糟糕的情形是引发对酒精的依赖性，靠酒精在晚上入睡。这些因素自然而然地引起其他健康问题，而患者对缺觉的焦虑可能导致完全失眠。

超前型是一种相反的症状，主要发生在老年人群体中。睡眠从晚上6~8点就开始了，凌晨3点结束。而非24小时寤寐周期综合征则是由于某人的生物钟运行持续缓慢，一段时间内与众人一致，而另一段时间则不一致。

对付各种时间紊乱症的最好办法是光线：下面的练习教你怎么做。

## 练习17：校准你的生物钟

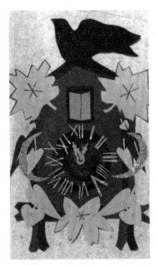

　　这个练习向延迟型和超前型患者提供了一套完整的行动计划，包括如何操纵光线。（注：我们都有一种倾向，要么是百灵鸟型的，要么是猫头鹰型的——只有这种倾向过于明显时，才是患了时间紊乱症。）

　　1.要有一个始终如一的作息表。周末起床和睡觉的时间应和其余五天一样。这有助于把生物钟重新调回来。

　　2.晚上的光线可以延缓超前型的生物钟——光线需要非常强烈才行（见第138~139页）。如果你属于超前型的，早上避免光线照射（有副墨镜好一些），下午要在明亮的阳光下停留2个小时。卧室里挂上厚重的窗帘或百叶窗，遮住黎明。同时关上卧室的门，防止其他房间的光渗透进来。

　　3.如果你是延迟型的，早晨的光线有助于加快生物钟。睡觉前10小时内饮用含咖啡因的饮料是不可取的。虽然看起来苛刻了一点——但一定不要尝试！咖啡因是药力很强的药物，持续时间很长，能严重干扰你的睡眠。

# 跨越时区

如果你曾经有过长途旅行，你可能体验过时差带来的沮丧感——好不容易来到了盼望已久的目的地，结果却不得不睡上一整天！更是让人烦恼。时差反应就是按照我们当时所在的时区，该睡的时候睡不着，不该睡的时候打盹——很明显，我们的生物钟和目的地的时钟走的不一致。一般来说，旅行中经过一个时区，身体需要大约一天的时间才能和新的时间周期相一致。明白了这一点，多数人能够很舒适地旅行而无须采取任何反时区的措施（就像是比平常早睡或晚睡了3个小时）。

向西飞行时，相当于时间是在倒退，调整生物钟要比向东飞行容易一些，因为生物钟的自然周期比一天略长。这个特点更适应一天中时间的增长。从西向东飞行时，一天中的时间在缩短，与生物钟的自然倾向相背，因此调整生物钟略为困难些。长距离向东飞行的乘客遇到更多的身心上的不适，可能会影响到整体表现：通常，向东飞行参加比赛的垒球运动员，得分要比平常减少2分之多！

光线可以解决时差带来的不适。调整生物钟的最佳时间是凌晨4点（出发地的时间）。在此时间点之前的瞬间暴露在强光下会延迟生物钟——对向东飞行有利——此后1~2小时暴露在强光下会加快生物钟，有利于向西飞行。

### 练习18：对付时差

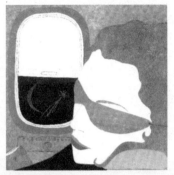

这项练习提供了应付长距离飞行的完整的一套策略，以把时差反应对你身体的影响降至最小，这样你就可以充分地享受整个旅程。

*1.飞行前一天，确保享用三餐平衡膳食，至少5份水果或绿色蔬菜，1份富含蛋白质的食物，如鱼或肉、豆腐。*

*2.飞行中，把表调整为目的地的当地时间。注意乘务人员给你送餐的时间多么反常，保留一个春卷或饼干在目的地时间的"正常"吃饭时间吃。*

*3.飞行途中，戴上眼罩和耳机。利用眼罩和座位上的"夜光"制造出与目的地时间一致的效果——如果你要去的地方现在正是夜里，戴上眼罩；如果是白天，去掉眼罩。*

*4.飞机上多喝水。这样可以防止脱水，还可以将你的能量一直保持到目的地。避免喝酒。*

*5.经常在过道上来回走动。在座位做一些简单的舒展动作：伸直腿，活动一下脚趾；或将胳膊举过头顶。每隔2小时将这个动作做一次，每次1分钟。*

*6.到达目的地时，利用食物调整清醒状况：高蛋白质的食物能使你更加精神；而高碳水化合物的食物则使你昏昏欲睡。*

## 轮班工作

**对**护士的研究表明，轮班工作做得最好的是那些生物钟已调整为轮班工作模式的人。假设一个护士从半夜工作到早晨7点，经过调整的生物钟在她到家时已认识到这是睡眠的开始，而夜里醒来时则是清醒阶段的开始。而那些不适应轮班工作的护士的生物钟则未能调整为改变了的作息模式——这些护士的情况代表了全世界3/4的轮班工人所面临的问题。

最重要的是，我们需要记住：生物钟是依靠光线调节时间的。明白了这一点，我们就能使环境适合我们的生活方式。防止白天的光线影响我们的生物钟，使我们白天无法入睡。多数卧室的窗帘安装的不合适，使光线从缝隙

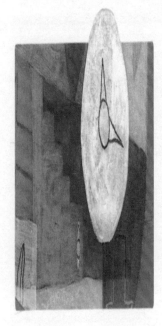

中渗进来。如果你是轮班工作，确保你的窗帘密不透光——如果必要的话，将窗帘的边缘钉在墙上。同时，门也要和门框合而为一——这样关着门时，别的房间的光线就不会照进来。（同样，卧室要尽量隔绝白天的各种噪音。窗户中安装2层甚至3层玻璃，做一个厚重的卧室门。）

夜班工人早晨下班后，黎明的光线通常会影响他们的生物钟，促使它重新调整以适应白天。可以买专门制作的墨镜，这样可以防止生物钟重新调整——不过，如果你需要开车回家，就不宜戴墨镜。

在执行宇航任务中，为了保证夜班工作人员和

宇航员工作中高度灵敏和警觉，美国宇航局使用了10000lux的光线（家用照明只有几百lux）重新调整工作人员的生物钟。别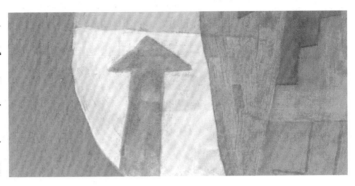的重要机构，如核电站，也开始采取这种措施。别忘了，20世纪发生的最严重的几起环境灾难，包括三里岛核事故和切尔诺贝利核事故，Exxon瓦尔迪兹的坠毁，都发生在"死亡时段"（凌晨3~5点），正是夜班工人最困倦的时候。

## 适应轮班工作

下面总结了帮助生物钟适应轮班工作的黄金法则：

不要借助酒精或非处方药入睡

确保窗帘或百叶窗不透光

安装两层玻璃或买一副好耳塞，消除噪音干扰

利用光线改变生物钟

别忘了运动——无论是轮班工人还是其他人，运动对健康（包括睡眠在内）十分重要

# 对付打鼾和睡眠中呼吸暂停症

研究表明，三成以上的成人睡觉打鼾。这种奇特的睡眠障碍能产生约80分贝的噪音（有些国家认定为工业噪声污染），然而却不会吵醒打鼾者本人（通常是男性）——甚至会吵醒隔壁邻居！但打鼾同样影响打鼾者本人的睡眠，他们第二天容易困倦，更易卷入车祸。解决打鼾问题和与打鼾有关的睡眠中呼吸暂停之前，有必要了解一下打鼾对身体的影响及产生这种睡眠障碍的原因。

我们睡眠时，呼吸道仍然畅通，由喉舌部肌肉和软腭（口腔后部组织）控制。当这些肌肉虚弱无力时，呼吸道变窄，吸气时产生振动，发出打鼾的声音。引起打鼾的因素很多：年老（年老时嘴部和喉部肌肉会衰弱）、超重、吸烟、嗜酒，甚至包括仰面睡觉等。患扁桃体炎的儿童也易打鼾。

多数人可能认为打鼾不算是健康问题，那么，较之打鼾，睡眠中呼吸暂停症则严重得多。睡眠中呼吸暂停症是由于吸气时，软腭组织被吸附关闭，呼吸道暂时阻塞，使得患者呼吸困难。大脑信息表明，空气没有到达肺部，指示呼吸道肌肉用力。随着呼吸道障碍的清除，呼吸暂停的情况以一记响亮的鼾声结束。患者会瞬间清醒——时间之短，他们几乎没有意识到。情况严重时，患者会完全清醒，意识到他们没法呼吸，这使他们非常恐惧。如果呼吸中断的情况发生在REM睡眠期，身体处于完全麻痹状态下，肺部对大脑所

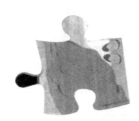

传缺氧信息反应迟缓，会使情况变得十分危险。由于呼吸中断每晚多达300次，患者的睡眠受到严重干扰，几乎没有深度睡眠或REM睡眠。得不到充分休息，患者醒来会烦躁不安、眩晕无力、坐立不稳。通常还会有早起头疼现象。如果想在白天小睡弥补睡眠不足，这种睡眠也常常无济于事。

除去对健康的严重威胁之外，睡眠中呼吸暂停症主要表现在白天打盹。据称，这种状况是交通事故攀升的主要原因：患者在开车途中常不知不觉地睡着。睡眠中呼吸暂停症还增大了突发心脏病或中风的危险——美国估计每年有3000例睡眠中呼吸暂停症患者死于心脏病。患有睡眠中呼吸暂停症的哮喘病人夜间突发哮喘时非常危险。

大多减轻打鼾的方法同样适用于睡眠中呼吸暂停症。这两种状况单靠药物治疗是不够的。多数治疗需要使用特殊的器械装置。自我治疗的方法也有很多，其中有些值得一试。首先，要改善呼吸状况，可以尝试第143页的歌唱练习，这是锻炼呼吸道肌肉的新方法。也可试试鼻腔扩张器实验——运动员常常用它增大氧气吸入。鼻腔扩张器有两种：塑料夹，可固定在鼻腔外侧；鼻胶带，横贴在鼻翼上。滴鼻剂有时也有效，但注意不要使用含有麻黄素的，否则会干扰睡眠。另外，不要经常使用滴鼻剂，次数多了，就失效了。虽然听起来有点怪怪的，但你有假牙的话，戴着假牙睡觉就不会打鼾了，不过，事先要和你的牙医磋商一下。好好看看你的生活方式：尽量多运动、改善饮食、睡觉前5小时内不喝酒，还有尽量不吸烟。最后，为了防止仰面睡觉，抬高床头或者用一个专门设计的让你侧身睡的枕头。

睡眠中呼吸暂停症严重的患者可借助CPAP（持续气管压力器），它是通过略高于正常的压力向患者送气，迫使气管张开。这套仪器含有一个从头上系下来的鼻罩。患者反映，使用CPAP后，收到了立竿见影的效果。也可以采取称作uvulopalatoplasty的外科手术，通常只见于严重的案例中。这种极端措施通过灼烧软腭阻止其关闭甚至是振动（以此停止打鼾）；但一旦手术失败，由于软腭受损，患者将不能使用CPAP。

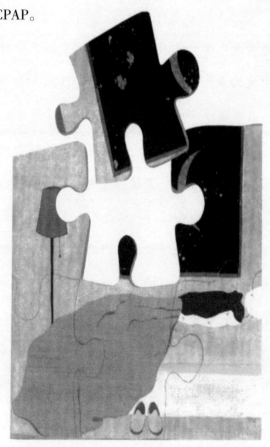

## 练习19：告别打鼾

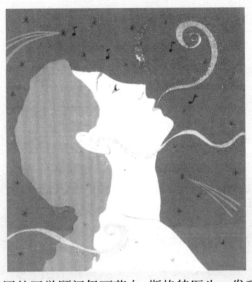

苏格兰管弦乐团的医学顾问伊丽莎白·斯格特医生，发现职业歌手很少打鼾与他们锻炼声带肌肉有关，于是她设计了一套练习，帮助不唱歌的打鼾人群。

*1.从强化横膈膜开始。短促地、喘气式吸气。两腮收紧（像吹小号那样）慢慢呼出。呼吸结束时微笑，这样可以增强鼻翼后侧和喉头上部肌肉。1天2次，每次重复1分钟。*

*2.看着镜中的自己微笑。鼓起鼻孔，抬起眉头——吃惊的样子。脸部放松。这样可以增强脸部、鼻翼后侧和喉头上部肌肉。1天2次，每次重复1分钟。*

*3.现在开始歌唱练习。从最喜欢的调子开始，只唱调不唱词，每个音以"HOU"音代替。重复调子，这次以"HEE"代替歌词。逐渐增加重复次数（轮流唱"HOU"和"HEE"）。练习到一次能唱3分钟为止。1天1次。*

# 如果问题出在伴侣身上

同睡一床，各种睡眠障碍会影响两人。失眠一方即使不想惊动伴侣，也不会安静下来；高度失眠的人（白天极度困倦的人）可能存在某种睡眠障碍（如高声打鼾、睡眠中呼吸暂停症或PLMS），或者是和有某种睡眠障碍的人同睡一床；患有"不安分的脚"的人夜间起床，四处走动，以缓解奇特的感觉；梦游人则一会儿上床一会儿下床。

如果你的伴侣干扰了你的睡眠，最重要的是明白他们不是有意的！他们的行为是无意识的，而且，如果一方的睡眠模式干扰了另一方，则毫无例外，痛苦的是两个人。因此，虽然你可能生气或沮丧，也应该尽力去理解他们，同情他们，努力维护让你们走到一起来的亲密关系。床上的亲密无间是最成功的长期关系特点之一。如果你的伴侣影响了你睡眠，仍然要让床是快乐的地方——培养丰富愉悦的性爱，加强亲密的接触。

一同努力找出解决睡眠问题的办法。尽量避免分房睡，但如果你越来越缺觉，偶然也可以在周末找个地方弥补一下。不过，在床上待的时间不要超过平常的时间，否则会扰乱你的生物钟：记住长时睡眠和短时睡眠的人的不同在于——后者的睡眠更紧凑，就像赶时间一样。睡眠不足时不要惊慌——找个机会，睡眠会自己补上来。

如果你的伴侣有PLMS或"不安分的脚"的症状，上床前给他们做芳香按摩。这会使他们的腿部放松，也使你放松。如果问题是打鼾或睡眠中呼吸暂停，一起做第143页的歌唱练习。这种练习（即使你并无某种练习所针对的障碍）很有好处。一同解决问题，你可以帮助你的伴侣，同时自己享受睡眠的机会大大增加。

有一种睡眠紊乱很难治愈：REM睡眠期的行为紊乱症。这种症状大多发生在男性身上。他们没有通常做梦期出现的肌肉麻痹，所有的梦都被他们动作化。这会吓着你的伴侣，她们的身体和感情都会受到这种紊乱的伤害。这是最需医药治疗的紊乱之一（有时医药治疗也无效）。不过，放心——这种症状十分罕见。

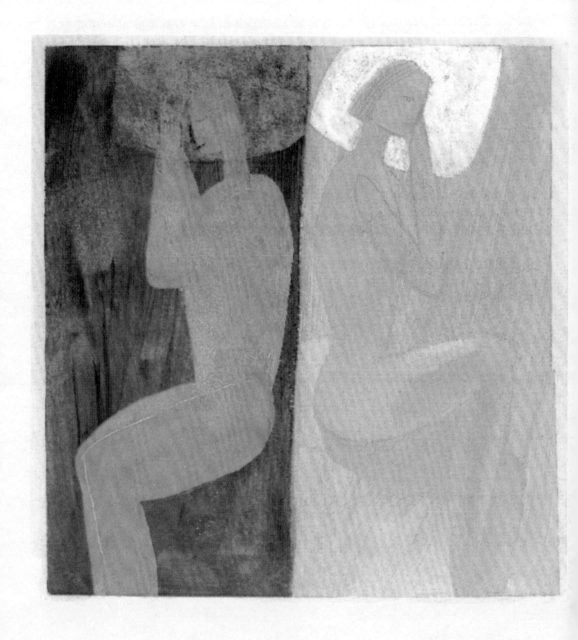